集人文社科之思　刊专业学术之声

U0218542

集 刊 名：健康中国研究

主办单位：武汉大学人口与健康研究中心

HEALTHY CHINA RESEARCH

第2辑

集刊序列号：PIJ-2022-454

中国集刊网：www.jikan.com.cn/ 健康中国研究

集刊投约稿平台：www.iedol.cn

健康中国研究

（第二辑）

健康中国监测与评估专题

Healthy China Research

王培刚　主编

董夏杉　邱　珊　副主编

武汉大学人口与健康研究中心　主办

社会科学文献出版社

SOCIAL SCIENCES ACADEMIC PRESS (CHINA)

健康中国建设评估

健康中国研究（第二辑）

第 3~12 页

专题导论：健康中国建设的综合测度研究[*]

王培刚　董夏杉[**]

　　健康中国建设是中国式现代化图景的重要领域，关系到社会稳定、民生福祉以及人民的幸福安康。作为一项长期的系统工程，健康中国建设的持续推进须以科学的监测评价研究为支撑，以科学的研究手段促进科学的发展、健康的发展，实现"将健康融入所有政策"的目标设定，为中国式现代化的理想图景提供科学支撑。基于此，《健康中国研究》编辑部特推出"健康中国建设评估"专题系列文章。专题立足于健康中国建设的五大战略任务，从不同视角系统科学地评价健康中国行动实施以来健康中国建设的能力与发展情况，期待能够为各界贡献关于健康中国建设状况与发展路径的理论思考与客观分析，也期待本专题的研究成果能够为更多关心健康中国建设与城市治理的相关人士提供有益参考。

　　《健康中国建设的综合测度研究》为专题导论，文章系统阐述了健康中国建设监测评估指标体系的构建逻辑、体系内涵与指标选取策略。《健康中国建设的健康资源能力评估研究》对当前我国健康资源的区域间分布差异及其与人口需求的匹配程度进行了系统分析，总结提炼出"实现优质医疗卫生资源配置均衡化"这一目标下我国健康资

---

　　* 本专题为研究阐释党的十九届五中全会精神国家社会科学基金重大项目"全面推进健康中国建设的战略方向与动力机制研究"（21ZDA104）的阶段性成果。

　　** 王培刚，武汉大学公共卫生学院、武汉大学人口与健康研究中心；董夏杉，武汉大学公共卫生学院、武汉大学人口与健康研究中心。

源配置的若干问题。《健康中国建设的健康环境能力评估研究》基于污染防治、文化营造、安全保障三部分对我国健康环境营造能力与建设进程进行考量，梳理了制约我国健康环境营造能力提升的"沉疴痼疾"，并提出强化公共文化服务体系建设、推进区域绿色协同发展等治理路径。《健康中国建设的健康生活能力评估研究》重点关注影响居民衣食住行的生活环境、配套设施及社会参与，提出了促进区域间及其内部融通共赢、引导群众主动融入等建设思路。《健康中国建设的健康服务与保障能力评估研究》以优化健康服务与完善健康保障为重点内容，探讨了不同区域健康服务保障能力的差异性和共性特征。《健康中国建设的健康水平能力评估研究》以全人群和重点人群为分析视角，通过"人均预期寿命""孕产妇死亡率"等核心指标衡量不同区域人口的健康水平，展望了全方位提升居民健康水平的发展路径。

一　引言

国家健康战略寓健康于万策，指明国家在健康领域的建设与发展方向，是一个国家关于其国民健康的总体价值观和发展愿景，需要有计划、分步骤，层层递进、有序实施。"实施健康中国战略"作为国家发展基本方略中的重要内容，旨在为人民提供全方位、全周期的健康服务，全力保障人民享有幸福安康生活。2012 年 8 月，原卫生部部长陈竺代表"健康中国 2020"战略研究报告编委会发布了《"健康中国 2020"战略研究报告》；2016 年，中共中央、国务院印发《"健康中国 2030"规划纲要》，明确提出"以人民健康为中心"，从长远发展和时代前沿出发为新时代建设健康中国明确了具体方案；2019 年 7月，国务院办公厅印发《健康中国行动组织实施和考核方案》，提出建立健全组织架构，依托全国爱国卫生运动委员会，成立健康中国行动推进委员会，健康中国战略有了"路线图"和"施工图"；2022 年11 月，习近平总书记在党的二十大报告中提出，"推进健康中国建设，把保障人民健康放在优先发展的战略位置，完善人民健康促进政策"。

健康中国战略既从制度安排出发力求解决好健康领域的主要矛盾，又在改革实践中探索经济社会可持续发展的重要路径。因此，在充分参考既往研究的基础上，以《"健康中国 2030"规划纲要》提出的战略目标为依据，以《健康中国行动监测评估实施方案和指标体系（试行）》和《健康中国行动 2021—2022 年考核指标体系》提出的指标体系为准绳，构建客观、可行、关注健康公平的健康中国监测评估指标体系，分析健康中国战略的推进成效，发现问题及存在的挑战，这对于全面推进健康中国建设，进而实现中华民族伟大复兴的中国梦具有重要的实践意义。

二　健康中国建设的理论逻辑

（一）"以人民为中心"的新时代人民健康观

推进健康中国建设需要深入贯彻落实"以人民为中心"的新时代人民健康观。习近平"以人民为中心"的健康观进一步强调了人民的主体地位，始终把人民放在最高位置，始终把人民健康与生命安全放在第一位，做出了"全面推进健康中国建设"的重大战略部署。人民健康的实现不仅要满足"以治病为中心"的基本要求，更要关注疾病预防、健康促进等目标的实现，全周期保障人民健康。习近平关于人民健康重要论述来源于实践又指导实践，对于推进健康中国建设，提高人民健康水平，实现国民健康长寿，促进全民健康意识、健康水平提升，促进人的全面发展等都具有重要意义。

（二）"将健康融入所有政策"理念

推进健康中国建设，需要深入贯彻落实"将健康融入所有政策"的健康理念。《"健康中国 2030"规划纲要》强调要"把健康融入所有政策，加快转变健康领域发展方式，全方位、全周期维护和保障人民健康"。"将健康融入所有政策"理念的发展和不断丰富，源于人们对健康社会决定因素的认知不断深入以及日益增长的健康追求。加快"将健康融入所有政策"的步伐，要从顶层设计上增强全生命周期的健康管理理念，加强与各相关部门的沟通协作，积极形成促进健康的合力，加大健康知识传播力度。全面深入实施"健康中国"战略，促进卫生健康事业不断向前发展、人民健康素养水平持续提升，要推动"健康融入所有政策"，分阶段、分步骤有序推进，切实保障人民健康。

（三） 协同治理理论

推进健康中国建设，需要深入贯彻落实协同治理理论。协同治理理论是协同理论和治理理论交叉结合之后形成的，既保留了协同理论中各子系统协同合作产生整体大于部分之和效果的优势，又保留了治理理论中公私多部门、机构或个体合作管理的优势，强调多元治理主体协同合作，充分发挥自身资源与优势，以达成共同目标。健康中国的治理工作复杂且具有系统性，离不开政府部门、市场、社会组织、个人的协同参与，既要推进顶层设计和政策引导，又要调动全社会的积极性和主动性，鼓励多元主体协作，阐释"大卫生、大健康"理念的全局性。在《"健康中国2030"规划纲要》推进过程中，除了卫生健康部门外，环境、体育、教育等多个部门同样参与其中，每个部门充分调动各自的资源与力量，合力开展一系列健康行动，朝着实现全民健康的共同目标努力。

（四）"共建共治共享"理念

推进健康中国建设，需要深入贯彻落实"共建共治共享"理念。习近平总书记在党的十八届五中全会上首次提出要构建共建共治共享的社会治理格局，这一理念充分展现了共同建设环境、共同治理社会、共同享受成果的深刻内涵。"共建"的关键是依靠人民群众的力量和才能，促进人民群众积极主动参与社会建设，以此为后续的治理工作夯实基础。"共治"的核心是引导政府部门、社会组织、企业、个人等多元主体通力合作，目标统一，发挥各自优势投入社会治理工作。"共享"的内涵是人民利益始终处于最高位置，社会治理的终极目标是提升全民福祉、保障全民利益、改善社会公平，所有参与共建共治的主体都能够享受治理成果。《"十四五"国民健康规划》强调，"健康优先，共建共享"是基本原则之一，唯有遵循并落实共建共治共享理念，形成并完善政府、社会、个人的协作机制，才能始终保障人民健康优先。

三 健康中国建设的监测评估指标体系

在理论逻辑的指导下，借鉴现有研究中的相关指标选取，同时考虑各维度的分布均衡性、指标的代表性和可行性，本专题在"提升健康水平、改善健康生活、促进健康服务与保障、配置健康资源、营造健康环境”5个一级指标框架的引领下，构建健康中国监测评估指标体系。

　　在提升健康水平方面，健康是人民幸福和社会发展的基础，全民健康水平的提升也是健康中国建设的重要内容之一。本专题从以下两个部分对健康水平进行监测评估：第一部分是全人群健康水平，主要选择人均预期寿命、全人群死亡率、甲乙类传染病发病率等进行衡量；第二部分是重点人群健康水平，主要选择5岁以下儿童死亡率、孕产妇死亡率和婴儿死亡率进行衡量。

　　在改善健康生活方面，倡导居民拥有健康生活方式是推动健康中国建设的有效途径。健康生活是指有益于健康的习惯化的行为方式，居民的健康生活主要体现在居民的日常衣食住行等方面。本专题从以下五个部分对健康生活能力进行监测评估：第一部分是生活优化，在指标选择上的重心是公共供水普及率、城市公共厕所平均设置密度、国家卫生县城（乡镇）占比；第二部分是食药安全，选取的指标有食品抽样检验批次/千人、药品监督抽检不合格产品数/千万人；第三部分是公共交通，选取的指标为每万人拥有公共汽车数、人均城市道路面积；第四部分是健康素养，选取的指标为居民健康素养水平；第五部分是社会参与，关注的指标涵盖每万常住人口卫生事业类志愿团体数量、每万常住人口卫生健康相关社会组织数量。

　　在促进健康服务与保障方面，健康公平是世界范围内大部分国家积极追求的目标，同样是难以解决的困境。健康公平往往与健康服务、医疗保障等社会资源相关联，这些因素对于人们努力实现健康状况公平产生了较为显著的影响。《“健康中国2030”规划纲要》强调要从“全方位、全生命周期”促进和保障人民健康，并在健康公平上实现改善与突破。本专题从以下四个部分对健康服务与保障进行监测评估：第一部分是医疗服务，选取了每万人医院诊疗人次数等三级指标，用来客观反映居民的医疗服务使用情况；第二部分是社会保障，选取了城镇登记失业率和劳动者工伤保险覆盖率两项指标，以衡量人们在工作上获得相应保障的情况；第三部分是条例规章，选取了是否构建了健康科普知识发布和传播机制、是否成立了以健康保障为重点的机构组织等三级指标，在制度规范上体现出保障人民健康的重要理念；第四部分是法治监督，纳入了每万人刑事案件数和医疗纠纷案件撤诉率两项三级指标，在法律法规层面衡量人民的健康公平。

在配置健康资源方面，亚当·斯密较为系统地提出了资源配置理论，该理论指出资源的稀缺性使人们对相对有限的资源进行合理配置，以获取最佳效益。作为健康中国发展的基石，健康资源主要包括资金资源、物力资源和人力资源等。因此，本专题从"人财物"的维度对健康资源配置能力进行监测评估：第一部分是资金投入，主要从政府和个人两个维度出发，选取卫生总费用占地区生产总值的比重、政府卫生支出占财政支出的比例、个人卫生支出占卫生总费用的比例三个指标对资金投入进行分析；第二部分是设施配置，主要从每万常住人口医疗卫生机构数、床位数和每百万常住人口专业公共卫生机构数来衡量地区健康"硬件"水平；第三部分是人员设置，主要通过从事卫生健康工作的专业人员比例来衡量健康资源的"软件"水平。

在营造健康环境方面，根据中央文明办发布的《全国文明城市测评体系（2021年版）》，良好文明的城市需要达到营造健康向上的人文环境、和谐宜居的生活环境、安全稳定的社会环境、有利于可持续发展的生态环境等多个要求。营造健康环境是健康中国建设的重要环节，人民所处的自然环境和社会环境都会在不同程度上对其健康产生影响。参考《全国文明城市测评体系（2021年版）》中的部分要求，从污染防治、安全保障、文化营造三个部分着手对健康环境的评价指标进行考量。首先，在污染防治部分，选取了空气质量、水质、噪声等三级指标，重视环境污染问题给健康带来的影响；其次，在安全保障部分，选取了道路交通事故和生产安全事故相关的两项三级指标，以考察人们在日常生活中获得安全保障的情况；最后，在文化营造部分，纳入了每万人在校大学生数等三级指标，以衡量人文环境的建设情况。

四 健康中国建设水平的测度结果分析

（一）评价对象与数据来源

本专题在评价对象的选取方面，主要在市辖区常住人口超过200万人的城市和直辖市、省会城市、计划单列市（拉萨市、港澳台地区出于数据可得性原因未纳入）之间进行选择，最终有80个城市入选，包括 4 个直辖市、5 个计划单列市和 26 省会城市。

本专题的数据来源以 2020 年的数据为主，少部分城市的缺失数据采用 2019 年的数据或者省级数据插补。评价数据主要为统计数据，来源于统计年鉴、各级政府部门和地方公开发布的数据、有关单位组织开展的调查数据等。

（二）健康中国建设水平测度

本专题采用均权法和熵权法相结合的赋权方法。在均权法的基础上，使用熵权法确定各指标的权重，以保证权重的准确性。在确定权重的基础上，对 80 个城市的健康中国建设情况进行综合排序。排名前 10 位的城市分别是北京、南京、上海、杭州、济南、深圳、成都、珠海、海口、昆明；排名后 10 位的城市分别是汕头、南阳、赣州、茂名、乌鲁木齐、邯郸、江门、芜湖、保定、聊城。健康中国建设水平较好的城市大多为经济发达且资源丰富的城市，可能与城市的经济发展水平、地理位置等有关。

采用 Jenks 自然断点法将 80 个城市的健康中国建设评价结果划分为"优秀"（分值为 80.40 ~ 100.00）、"良好"（分值为 69.00 ~ 80.39）、"中等"（分值为 60.00 ~ 68.99）和"一般"（分值为 60.00 以下）四个等级，具体分级结果见表 1。健康中国建设程度整体呈现良好和中等建设等级城市数量庞大、优秀和一般建设等级城市数量较少的"橄榄形"分布特征，且呈现以东部沿海和长江经济带中心城市领衔的"梯队式"发展格局。中等等级及以上城市占比达 80%，整体建设水平较高。具体来看，北京的健康中国建设综合得分最高，其次分别为南京、上海、杭州和济南，均位于经济发达且资源丰富的东部地区。其中浙江省纳入的评价城市中，除杭州属于优秀等级之外，其余城市均属于良好等级城市，凸显出浙江省健康中国建设整体水平较高，各城市间有齐头并进的发展态势。

表 1　健康中国建设程度分级结果

健康中国建设等级	城市数量	中心城市	一般地级市
优秀	8	北京、南京、上海、杭州、济南、深圳、成都	珠海

续表

健康中国建设等级	城市数量	中心城市	一般地级市
良好	27	海口、厦门、广州、宁波、青岛、天津、太原、南昌、郑州、武汉、昆明、西安、兰州、西宁	绍兴、淄博、无锡、台州、东莞、温州、常州、苏州、大同、包头、鄂尔多斯、柳州、绵阳
中等	29	石家庄、福州、合肥、长沙、呼和浩特、南宁、重庆、贵阳、银川、哈尔滨、沈阳、长春、大连	中山、佛山、潍坊、莆田、烟台、惠州、扬州、枣庄、淮安、邢台、盐城、临沂、上饶、洛阳、襄阳、宜宾
一般	16	乌鲁木齐	南通、唐山、连云港、徐州、聊城、保定、江门、邯郸、茂名、汕头、芜湖、阜阳、赣州、南阳、遵义

五　讨论

（一）指标选取突出健康公平

世界各国的发展战略中，实现健康公平、创造一个"所有人都健康长寿的社会"是共同的目标。如美国健康公民系列的"健康公民2020"战略为了对比不同人群的健康差距情况，中末期监测评估以性别、种族、民族、受教育程度、家庭收入、残疾情况等为分类标准，探究不同分类下可追踪的健康指标的改善情况。为推进健康中国建设，提高人民健康水平，我国选取"共建共享、全民健康"作为战略主题，为人民群众提供系统连续、公平可及的健康服务。综合国内外实践，本专题在《"健康中国 2030"规划纲要》和《健康中国行动2021—2022 年考核指标体系》的指导下，突出健康公平相关指标（如更加关注教育、失业、医疗、人均预期寿命等），构建起与健康中国建设相适应的监测评估指标体系。

（二）关注健康中国建设相关政策实施情况

2019 年国务院启动健康中国相关的 15 个专项行动，各省（区、市）结合实际建设情况不断调整，形成了各具特色的有效做法。目前大部分健康中国的评价指标体系从医疗服务均等化、社会保障、健康产业、生态文明等视角出发进行分析，较少关注健康中国建设的制度保障和宣传推广。为了能客观、全面地对各省（区、市）建立的健康中国行动机制进行考核，本专题在指标体系的选择上，创新性地对健康中国建设的相关条例规章进行评价，从保障健康中国有序推进的相关机构组织、出台的政策文件和健康科普等方面进行评价，加强制度保障层面的行动，进一步督促各省（区、市）健康中国行动的落实。

（三）下一步研究建议

本专题在指标的选取上力求客观，有代表性和数据可获得性，但考虑到目前健康中国建设正处于高质量发展阶段，仍有未尽之处。一是在人口老龄化迅速的社会背景下，评价内容可考虑增加社会医疗保健服务、医养结合、老年人群生命质量等关于老龄人口的相关指标；二是中国在妇幼健康领域的工作重点正处于从关注"生存"到转向"繁荣"的过渡时期，对于妇女及儿童群体的卫生保健服务和健康管理服务现状可增加相应研究；三是随着国家出台"互联网+医疗"、药品采购等相关政策，各城市也开始利用信息技术，因此可考虑增加对于远程医疗服务系统、大数据监测系统等的应用情况评价指标。

参考文献

华颖：《健康中国建设：战略意义、当前形势与推进关键》，《国家行政学院学报》2017 年第 6 期。

《国务院办公厅印发〈健康中国行动组织实施和考核方案〉》，中国政府网，2019 年 7 月 15 日，http://www.gov.cn/xinwen/2019-07/15/content_5409585.htm。

《国务院办公厅印发〈"十四五"国民健康规划〉》，中国政府网，2022 年 5 月 20 日，http://www.gov.cn/zhengce/content/2022-05/20/content_5691424.htm。

《中共中央 国务院印发〈"健康中国 2030"规划纲要〉》，中国政府网，2016 年 10 月 25 日，http://www.gov.cn/zhengce/2016-10/25/content_5124174.htm。

李俊、吴永江：《系统论视域下新时代健康中国治理：逻辑结构与伦理向度》，《西南民族大学学报》（人文社会科学版）2022 年第 5 期。

马庆钰：《共建共治共享社会治理格局的意涵解读》，《行政管理改革》2018 年第 3 期。

张宁、胡鞍钢、郑京海：《应用 DEA 方法评测中国各地区健康生产效率》，《经济研究》2006 年第 7 期。

侯剑平、邱长溶：《健康公平理论研究综述》，《经济学动态》2006 年第 7 期。

李超平、徐世勇主编《管理与组织研究常用的 60 个理论》，北京大学出版社，2019。

翟绍果：《"三医"联动的逻辑、机制与路径》，《探索》2017 年第 5 期。

刘慧君、吴鹏：《健康老龄化服务效能指标体系构建与实证测度》，《中国人口科学》2023 年第 1 期。

健康中国研究（第二辑）

第 13~34 页

健康中国建设的健康资源能力评估研究

姚孝华*

摘　要　调整健康资源配置结构、提升健康资源配置均衡性是提升居民健康福祉、解决区域发展不协调问题的关键，也是我国在新发展阶段推动健康中国战略实施的物质支撑。本文通过构建健康资源配置评估指标体系，对全国 80 个地级及以上城市进行健康资源能力评估，按照地区、城市群、行政级别等多个标准对样本城市进行分析，发现存在区域健康资源供需错配、城市群健康资源协同不足和行政级别的负外部性等挑战。最后从优化区域健康资源配置结构、完善城市群健康治理府际协作网络、统筹区域核心城市健康服务外部性等方面提出相关政策建议，为持续推进健康中国建设、高质量发展卫生健康事业、真正实现全民全面健康提供数据支撑。

关键词　健康资源　卫生费用　区域协调　城市群发展

一　健康资源配置能力评估意义

《"健康中国 2030"规划纲要》指出，"县和市域内基本医疗卫生资源按常住人口和服务半径合理布局，实现人人享有均等化的基本医

---

*　姚孝华，武汉大学政治与公共管理学院。

疗卫生服务；省级及以上分区域统筹配置，整合推进区域医疗资源共享，基本实现优质医疗卫生资源配置均衡化"。2019 年，健康中国行动推进委员会印发《健康中国行动（2019—2030 年）》文件，进一步提出要积极发展健康服务新业态，推动健康资源之间的交互融合。健康资源的合理配置是提升医疗卫生服务能力的基础，科学、全面、准确地评估健康资源的配置情况，对织牢织密医疗服务保障网、筑实筑深健康中国奠基石具有重大意义。具体而言，进行健康资源配置能力评估的意义包括以下几点。第一，丰富健康资源配置能力评估的理论和方法体系，为后续研究和制定健康政策提供理论参照；第二，依据各个城市健康资源配置指标分维度、分区域进行排名，通过图形、表格等形式客观呈现城市健康资源规划分配能力，发现我国城镇化进程中的"沉疴痼疾"，针对提升城市健康治理能力提出政策建议；第三，分析当前我国健康资源的区域分布差异及其与人口需求的匹配程度，有利于政府因地制宜调整健康资源投入，精准施策缓解健康资源的供需矛盾，着力补齐健康中国建设短板。

二 健康资源配置评估指标体系的构建

（一）健康资源配置评估指标选择及测量

亚当·斯密最早提出了资源配置理论，该理论指出资源的稀缺性使人们对相对有限的资源进行合理配置，以获取最佳效益。健康资源是健康中国建设的基石，具有满足个体医疗需求、维护健康公平、提升健康水平的重要功能。健康资源指为保障和增进居民健康福祉而提供的各种卫生服务中所投入的要素总和，主要包括资金资源、物力资源和人力资源等。因此，本研究主要从以下三个方面对健康资源配置能力进行监测评估。

一是资金投入。公共卫生的财政投入深刻影响卫生事业的发展。卫生总费用指一个国家或地区在一定时期内，为开展卫生服务活动从全社会筹集的卫生资源的货币总额，它反映在一定经济条件下，政府、社会和居民个人对卫生保健的重视程度和费用负担水平，以及卫生筹资模式的主要特征和卫生筹资的公平合理性。随着国民经济的高质量发展与医疗体制改革的纵深推进，我国卫生总费用持续攀升，由 2011 年的 2.43 万亿元增至 2021 年的 7.55 万亿元。这既有可能是人口老龄化加剧、居民健康需求日益提高的影响，也可能是过度医疗和筹资转型导致的。因此，本文主要从卫生费用增长和卫生筹资结构两个角度出发，选取卫生总费用占地区生产总值的比重、政府卫生支出占财政支出的比例、个人卫生支出占卫生总费用的比例 3 个指标代表资金投入进行分析。

卫生总费用占地区生产总值的比重（单位:%）：该地区在一定时期内全社会医疗卫生服务消耗的资金总额占地区生产总值的百分比。其计算方法：地区卫生总费用/地区生产总值×100%。

政府卫生支出占财政支出的比例（单位:%）：该地区政府用于卫生事业的财政拨款占地区政府财政总支出的百分比。其计算方法：地区政府卫生支出/地区政府财政支出×100%。

个人卫生支出占卫生总费用的比例（单位:%）：该地区居民在接受医疗卫生服务时直接由个人或家庭负担的费用占地区医疗卫生服务消耗的资金总额的百分比。其计算方法：地区个人卫生支出/地区卫生总费用×100%。

二是设施配置。医疗公共服务设施是健康资源服务的重要承载主体，医疗卫生设施的分布规划一定程度上反映了健康资源的配置情况。党的二十大报告提出"创新医防协同、医防融合机制"，基层医疗卫生机构作为公共卫生治理体系的"神经末梢"，自然成为推进医防一体化的主要阵地。本文基于"预防"和"医疗"两个健康服务维度，分别选取每百万常住人口专业公共卫生机构数、每万常住人口医疗卫生机构数、每万常住人口医疗机构床位数 3 个指标衡量地区健康"硬件"水平及其对健康资源的保障能力。

每百万常住人口专业公共卫生机构数（单位：家/百万人）：该地区每百万人所拥有的疾病预防控制中心、专科疾病防治机构、健康教育机构等专业公共卫生机构数量。其计算方法：地区年末专业公共卫生机构数/地区年末常住人口数×1000000。

每万常住人口医疗卫生机构数（单位：家/万人）：该地区每万人所拥有的从事疾病诊断、治疗活动的卫生机构数量。其计算方法：地区年末医疗卫生机构数/地区年末常住人口数×10000。

每万常住人口医疗机构床位数（单位：张/万人）：该地区每万人所拥有的各类医疗机构病床数量。其计算方法：地区年末医疗卫生机构床位数/地区年末常住人口数×10000。

三是人员设置。卫生健康人才资源配比是提高居民健康水平、促进公共卫生事业可持续发展的关键因素和基础条件，直接影响健康资源服务的可及性和效率水平。根据国务院办公厅提出的"将医学发展理念从疾病诊疗提升拓展为预防、诊疗和康养，加快以疾病治疗为中心向以健康促进为中心转变，服务生命全周期、健康全过程"，本文亦从预防、诊疗和康养角度出发，以三类健康服务的不同承载主体作为衡量依据，分别选取每万常住人口公共卫生人员数、每千常住人口执业（助理）医师数、每千常住人口注册护士数3个指标衡量健康"软件"水平及其对健康资源的保障作用。

每千常住人口执业（助理）医师数（单位：人/千人）：该地区每千人所拥有的从事疾病诊断、治疗活动的执业医师以及助理医师数量。其计算方法：地区年末执业（助理）医师数/地区年末常住人口数×1000。

每千常住人口注册护士数（单位：人/千人）：该地区每千人所拥有的从事医疗护理的注册护士数量。其计算方法：地区年末注册护士数/地区年末常住人口数×1000。

每万常住人口公共卫生人员数（单位：人/万人）：该地区每万人所拥有的各类公共卫生人员数量。其计算方法：地区年末公共卫生人员数/地区年末常住人口数×10000。

根据熵值法得到各指标权重，将以上9个三级指标，按照指标体系架构进行汇总，得到健康资源配置能力评估指标体系及各级指标权重，如表1所示。

表1 健康资源配置能力评估指标体系及各级指标权重

二级指标	二级指标权重	三级指标	三级指标权重	指标类型
资金投入	0.070	卫生总费用占地区生产总值的比重（%）	0.027	正向
		政府卫生支出占财政支出的比例（%）	0.020	正向
		个人卫生支出占卫生总费用的比例（%）	0.023	负向

二级指标	二级指标权重	三级指标	三级指标权重	指标类型
设施配置	0.075	每万常住人口医疗卫生机构数（家/万人）	0.029	正向
		每百万常住人口专业公共卫生机构数（家/百万人）	0.028	正向
		每万常住人口医疗机构床位数（张/万人）	0.018	正向
人员设置	0.055	每千常住人口执业（助理）医师数（人/千人）	0.021	正向
		每千常住人口注册护士数（人/千人）	0.023	正向
		每万常住人口公共卫生人员数（人/万人）	0.012	正向

（二）评估指标数据来源

本文选取全国80个地级及以上城市为研究对象。健康资源配置能力评估原始数据主要来源于统计年鉴、各级部门和地方公开发布的数据等，包括但不限于《2021年中国城市统计年鉴》《2021年中国卫生健康统计年鉴》《2021年中国城市建设统计年鉴》，以及评估城市2020年国民经济和社会发展统计公报、有关年鉴等公开发布的数据。

三　健康资源配置评估的结果

本部分参照资金投入、设施配置、人员设置等指标及其权重对各个城市的健康资源配置能力得分进行计算，并按照总分高低进行排名。首先，对健康资源配置能力总体情况进行概述，清晰勾勒我国健康资源空间规划蓝图。其次，分维度解读健康资源分布的详细情况，探索城市内在禀赋与健康资源配置能力得分之间的联系。最后，为反映地区差异，依据区域（东部、中部、西部、东北地区）、城市群（京津冀、长三角、珠三角以及其他城市群）和城市类别（计划单列市、直辖市、省会城市及其他地级市）的标准对样本进行划分，并对分样本进行加总、评分、排名。

（一）健康资源配置能力得分总体情况

80个被评估城市中，西宁市得分最高（96.88分），其次是北京市

（81.27 分），得分也超过了 80 分，其余城市得分较低，平均得分为 49.96 分，标准差为 13.69，差异系数为 29.15%，表明我国城市的健康资源配置能力差异较大。总体上看，我国城市健康资源配置水平参差不齐，少数城市优异的表现难以掩盖"集体没落、断层下跌"的不良态势，大部分城市得分处于及格线以下，具体得分分布情况如图1所示。

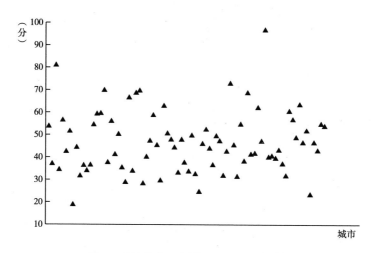

图1 健康资源配置能力得分分布情况

健康资源配置能力得分排名前 10 位的样本城市如表 2 所示。排名前 10 位的城市分别是西宁市、北京市、太原市、海口市、兰州市、乌鲁木齐市、昆明市、济南市、长春市、绵阳市，各城市健康服务保障能力相对较好，得分均在 60 分以上。其中排名靠前的城市类型较复杂，既包括北京市、昆明市、济南市此类一、二线城市，也有西宁市、绵阳市、海口市等三线城市，这表明了经济发展水平、规模大小并非影响城市健康资源配置能力的决定性因素。诸如上海市、南京市等直辖市或经济强市也未能进入前十榜单，表明"高发展水平城市低健康资源得分"的现象日益凸显，部分城市亟须加大健康资源投入力度、提高健康资源配置水平。

表2 部分城市健康资源配置能力得分及排名情况

城市	得分	排名
西宁市	96.88	1

续表

城市	得分	排名
北京市	81.27	2
太原市	73.07	3
海口市	70.12	4
兰州市	70.01	5
乌鲁木齐市	68.90	6
昆明市	68.88	7
济南市	66.69	8
长春市	63.81	9
绵阳市	63.23	10

（二）健康资源配置能力不同维度得分情况

1. 资金投入维度

资金投入规模反映了健康资源的稀缺性和生产的可能性边界。在资金投入方面（见图2），我国各城市得分不高，平均值为51.41分，标准误差为16.41，变异系数为31.91%，可见各城市之间资金投入差异较大。大部分城市得分集中于50～70分，有3个城市得分超过90分，22个城市得分位于60～90分，55个城市得分低于60分，呈现"金字塔"状分布。其中，个别城市同时具备了持续增长的卫生费用和合理的卫生筹资结构，综合得分较高，如北京市、海口市和深圳市等。2020年北京市个人卫生支出占卫生总费用的比例仅为13.4%，已提前完成《"健康北京2030"规划纲要》中"低于18%"的目标。大部分城市或是卫生公共投入相对不足（南京市、厦门市、珠海市等），或是卫生费用筹资制度不合理（哈尔滨市、保定市、南阳市等），导致这些城市的健康资源配置能力得分一般。另外一些城市，类似长沙市、襄阳市、郑州市等，由于缺乏健全的卫生筹资机制和足够的卫生健康资金投入，其健康资源配置能力得分偏低，表明这些城市需要进一步加大政府和社会对卫生事业的投入力度，减轻群众个人就医负担。

2. 设施配置维度

基本公共卫生机构作为我国公共卫生体系的重要组成部分，其医疗卫生设施空间分布的均衡性、公平性直接影响基本公共卫生服务供给的效

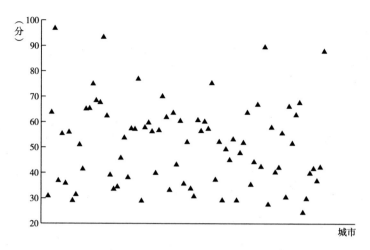

图 2　资金投入维度标准化得分分布情况

果，进而影响健康资源配置的能力和水平。纳入评估的城市设施配置得分
情况如图 3 所示，各城市的平均得分为 36.17 分，标准误差为 15.96，变异
系数为 44.13%，可以看出各城市总体得分偏低且差异极大。仅 6 个样本
城市得分超过了及格线（见表 3），92.5%的城市得分处于及格线以下，说
明绝大部分城市设施配置能力较差。人口集聚效应在推动城市经济高速发
展的同时，造成医疗设施、机构床位等健康资源紧缺。得分排名后 10 位
的城市中有 8 个（实线以下）位于广东省，表明该省急需加强对医疗卫生
设施配置的关注。

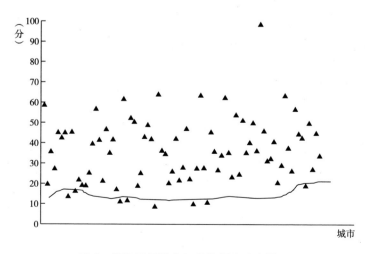

图 3　设施配置维度标准化得分分布情况

表 3　部分城市设施配置得分及排名情况

城市	得分	排名
西宁市	98.58	1
绵阳市	63.97	2
上饶市	63.51	3
宜宾市	63.47	4
太原市	62.27	5
济南市	61.67	6
包头市	58.74	7
哈尔滨市	56.91	8
长春市	56.88	9
潍坊市	54.02	10

3. 人员设置维度

基层医疗卫生服务人员是基本公共卫生服务项目的"主力军"，是影响服务提供数量、质量和效果的核心要素，基层人才队伍的建设是政府"强基层"的核心内容。世界卫生组织发布的《2020年世界护理状况报告》显示，2018年全球每千人拥有护士数量为3.69人，而此次纳入评估的80个城市每千常住人口注册护士数的平均值为3.66人，考虑到我国庞大的人口基数，达到这一数字实属不易，但同时代表着我国卫生人力资源仍然有较大的提升空间。各城市人员设置维度得分情况如图4所示，各城市得分平均值为41.00分，标准误差为18.02，变异系数为43.94%，表明各城市基层卫生人力资源配置能力一般，城市之间差异较大。有5个城市得分超过70分，分别是北京市、太原市、昆明市、济南市、乌鲁木齐市，8个城市得分处于60~70分，67个城市得分低于60分，表明在健康医疗人才队伍建设方面，大多数城市表现欠佳，不同水平的城市都需要科学设置配置标准，提高卫生人力资源布局的可及性和合理性。

（三）分区域健康资源配置情况

1. 不同地区健康资源配置能力情况

我国幅员辽阔，各地区自然禀赋、发展状况差异较大，地区经济发展不平衡、医疗卫生财政支出比例不一、居民收入差距以及医疗保

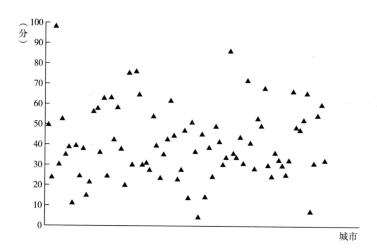

图4 人员设置维度标准化得分分布情况

障分割等因素导致各地医疗卫生资源的丰富程度不尽相同。因此，不同地区的健康资源配置情况不可一概而论，分地区进行讨论更有利于把握我国健康资源空间分布状态，为进一步实施医疗体制改革和合理配置健康资源提供数据支撑。

（1）东部、中部、西部和东北地区健康资源配置水平差异不大，西部地区"异军突起"，东北地区缺少"领头雁"

整体来看，各地区健康资源配置能力一般，与《关于制定国民经济和社会发展第十四个五年规划和二〇三五年远景目标的建议》（后文称"十四五"规划）提出的"东部现代化，西部大开发，中部快崛起，东北再振兴"目标仍有一定差距。各地区健康资源配置水平如表4所示，西部地区平均得分最高，接近及格线（59.01分）。除劳动力大量流出、地域广袤等自身原因以外，政府加大对西部地区的开发力度以及各项优惠政策的倾斜也明显提升了西部地区健康资源配置能力。代表东部地区城市之间健康资源配置能力的线条起伏波动较大，最高分和最低分相差62.14分，其变异系数也高达29.35%，说明东部地区内部各城市得分差异较大，健康资源配置能力不均衡。这可能是由于东部地区各城市竞争激烈，为应对上级政府考评，地方政府更倾向于向回报率高的短期效益指标（如地区生产总值）增加投入，而吝于将资源投向一些显性成本、隐性收益的项目（如教育、卫生等）。并且在政府绩效考评中得分越低的地方政府，其加大健康资源投入力度的可能性越小，这就导致"强者愈强、弱者愈弱"的恶性循环。中部地区和东北地区得分接近。东北地区没有一个城市得分超过 70 分，这说明东北地区缺少一个带动地区健康资源合理配置的"模范生"。同时该地区变异系数也最小，这表明东北地区各个城市健康资源配置能力较为均衡，但普遍不高。

表 4 各地区健康资源配置能力得分情况

指标	东部地区	中部地区	西部地区	东北地区
最高值（分）	81.27 （北京市）	73.07 （太原市）	96.88 （西宁市）	63.81 （长春市）
最低值（分）	19.13 （东莞市）	34.31 （阜阳市）	44.68 （鄂尔多斯市）	42.83 （大连市）
极差（分）	62.14	38.76	52.20	20.98
平均得分（分）	41.69	48.42	59.01	54.01
变异系数（%）	29.35	21.05	21.60	17.75

（2）各地区健康资源配置能力不同维度得分情况

从资金投入维度来看，除了西部地区得分（58.32 分）略高，其他地区得分相差无几，东北地区得分（52.23 分）略高于东部地区（49.55 分），中部地区得分最低，仅为 48.75 分（见表 5）。图 5 显示，东部地区在 b_1 指标即"卫生总费用占地区生产总值的比重"得分较低，这可能是东部地区地区生产总值与卫生总费用相比过高导致的（2020 年东部地区地区生产总值为 525752 亿元，占 GDP 的比重超过50%）。而东部地区在"政府卫生支出占财政支出的比例"（b_2）、"个人卫生支出占卫生总费用的比例"（b_3）方面均表现良好，说明东部地区的卫生投入不断增加，减轻了居民的医疗卫生费用负担。同时，东北地区呈现与东部地区相反的特征，在卫生筹资结构方面相较其他地区处于劣势地位，政府卫生资源投入规模和比例均较低，难以满足群众日益增长的健康需求。

表5 各地区健康资源配置能力不同维度得分情况

单位：分

指标	东部地区	中部地区	西部地区	东北地区
资金投入	49.55 （31.83%）	48.75 （31.74%）	58.32 （30.83%）	52.23 （34.35%）
设施配置	28.12 （42.25%）	42.08 （30.10%）	49.27 （34.12%）	50.45 （14.89%）
人员设置	37.08 （48.41%）	39.90 （49.77%）	52.07 （27.94%）	41.99 （17.16%）

注：括号内为变异系数。

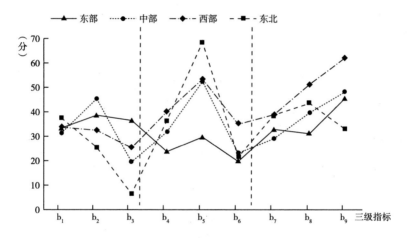

图5 不同地区健康资源配置能力得分分布情况

从设施配置维度来看，各地区得分呈现"东—中—西—东北"依次增长的"阶梯形"趋势，且各地区得分差距较大。东部地区平均得分最低且差异系数最大，东部地区每万常住人口医疗卫生机构数、每百万常住人口专业公共卫生机构数、每万常住人口医疗机构床位数等指标的得分均低于其他地区，这与东部地区快速城镇化进程中常住人口急剧增长而基础卫生设施建设不完善有着紧密联系。同时，各个城市对基层医疗卫生机构以及设施的重视度不同导致城市间卫生治理能力悬殊，这在此次新型冠状病毒感染防控中有所体现：一些城市行动有序、防控有力，有些城市则出现行为失范、拈轻怕重等情况。中部地区得分略低但变异系数较小，说明中部地区城市医疗需要集体"提速"。西部地区和东北地区得分均较高，分别为49.27分和50.45分，这可能是由于在西部开发、东北振兴等战略的带动下，区域医疗卫生事业发展较快，加之这两个地区都属于人口净流出区域，气候因素、就业等问题导致大批年轻人外流，这也在一定程度上缓解了地区基础医疗设施的紧缺问题。此外，值得注意的是东北地区城市之间得分波动较小，变异系数低于15%，这表明东北各省在健康资源均等化改革方面取得了不错的成绩。

从人员设置维度来看，东部、中部和东北地区得分均在40分左右，其中，东部地区每万常住人口公共卫生人员数明显低于其他3个地区，表明该区域亟须壮大公共卫生人才队伍，提高公共卫生人员配置水平。西部地区得分最高，为52.07分，表明各类卫生健康专业人员在西部地区人口中的配置比例相对较高，其主要原因是政府实施的一系列人才振兴项目。例如，于2011年启动实施的中西部农村定向免费本科医学生培养项目，至今已持续10余年，总共为中西部农村地区免费培养输送了6.3万名定向本科医学生。在各地区城市得分的差异方面，东部、中部、西部地区城市得分差异较大，变异系数均超过了20%，表明这3个地区城市间服务效率水平不一，东北地区城市各类卫生健康专业人员配置水平相对均衡。

2. 不同城市群健康资源配置能力情况

城市群一体化发展是完善城镇化空间布局、保障全体国民共建共享发展成果、高质量实现共同富裕的重要途径。"十四五"规划提出，"以促进城市群发展为抓手，全面形成'两横三纵'城镇化战略格局。建立健全城市群一体化协调发展机制和成本共担、利益共享机制，统筹推进基础设施协调布局、产业分工协作、公共服务共享、生态共建环境共治"。在此战略构想下，探究城市群健康资源配置能力差异，有利于提高地方政府健康治理能力和治理水平。

（1）各城市群健康资源配置水平

如表6所示，本文依据我国城市群发展规划将80个评估城市划分为经济总量靠前、人口数量众多、发展模式成熟的三大城市集团，包括京津冀、长三角、珠三角城市群。

表6 各城市群健康资源配置能力得分情况

单位：分

城市群	得分 （变异系数）	极差
京津冀	46.00 （35.69%）	49.59 （北京市—天津市）
长三角	40.72 （16.72%）	24.24 （杭州市—苏州市）
珠三角	34.11 （32.99%）	35.78 （广州市—东莞市）
其他城市	50.81 （26.50%）	71.95 （西宁市—汕头市）

整体来看，京津冀、长三角、珠三角地区得分呈现递减的趋势，得分最低的珠三角地区暴露出沿海城市的通病：庞大的常住人口规模，加上过分集中的医疗资源，造成这一区域卫生事业发展极不平衡。以广东省为例，广州、珠海等市的健康资源拥有量明显高于其他城市，但这些资源未能下沉、辐射更多地区，导致粤东、粤西、粤北等地区的基层医疗服务能力均较为薄弱。

从变异系数来看，可以发现随着城市群得分的提高，各城市群内部的变异系数并未随之升高，健康资源配置能力无法决定健康事业发展是否均衡。这表明各地区的协同合作机制并不完善，普遍存在一种割裂关系。一些城市在经济发展上"通力合作"，而在健康资源配置方面"各自为战"，如杭州和苏州同属长三角地区的核心城市，两地的经济发展同样强劲，但健康资源配置水平却相去甚远。

（2）各城市群健康资源不同维度配置情况

各城市群健康资源配置能力不同维度得分情况如表7所示。首先从资金投入维度来看，京津冀地区优势明显，得分为59.54分；珠三角地区和其他城市资金投入相对充足，得分分别为52.40分和52.84分；长三角地区的资金投入匮乏，得分为41.59分。总体来说，各城市群资金投入方面较为均衡，说明城市群内部差异不大。具体分析，除了北京市（96.91分）和海口市（93.52分）居于前列以外，部分东部、中部地区城市如上海市、济南市、太原市表现平平，经济发展速度较快的珠三角地区诸多城市得分反而更低，可能是由于省内分化程度严重，卫生费用投入不均衡。西部地区中，西宁市、遵义市等城市资金投入得分均接近 90 分，资金投入排名前十的城市里来自西部地区的城市占据 5 席，成功实现"逆袭"。这种"西高中平东低"的特征体现了中央财政转移支付在促进公共卫生服务均等化方面取得的成效。

表 7　各城市群健康资源配置能力不同维度得分情况

单位：分

城市群	资金投入	设施配置	人员设置
京津冀	59.54 （33.82%）	29.00 （24.91%）	40.41 （65.32%）
长三角	41.59 （23.46%）	30.95 （23.12%）	38.63 （32.35%）
珠三角	52.40 （32.35%）	16.90 （37.85%）	28.59 （63.68%）
其他城市	52.84 （31.28%）	41.61 （39.69%）	43.68 （40.21%）

注：括号内为变异系数。

从设施配置维度来看，与资金投入不同，之前得分较高的京津冀、珠三角等地区基层卫生设施资源出现短缺。珠三角地区在设施配置维度上的得分仅为 16.90 分。造成这种现象的原因主要是基层医疗卫生机构、床位等资源是"硬件"设施，不同于资金投入那样灵活可变，卫生设施一落定便难以挪换。而经济欠发达地区的劳动年龄人口及其家庭为追求更高的工资待遇，纷纷涌入珠三角等劳动密集型产业集聚地区，这就导致基层医疗卫生设施层面上"人口流出地闲置、人口流入地拥挤"的现状。同时，各地区在设施配置维度的变异系数均较大，表明劳动力跨省流动、省内跨市流动使得区域内部城市间医疗设施配置水平不一。

从人员设置维度来看，长三角、京津冀和其他城市的人员设置得分为 38~44 分，珠三角地区在巨大的人口基数面前得分依旧较低。具体而言，北京市"一骑绝尘"，以 98.19 分遥遥领先于其他城市，这表明北京市在公共卫生人力资源统筹方面取得了较好成绩，其每千常住人口执业（助理）医师数、每千常住人口注册护士数、每万常住人口公共卫生人员数（5.42 人/千人、6.17 人/千人、7.30 人/万人）均达到《全国卫生服务体系规划纲要（2015—2020 年）》要求。相较于前两个维度，长三角和其他城市在人员设置维度的差异系数差距不大，而京津冀、珠三角地区差异系数均超过了 60%，可见高人口密度地区内基层机构卫生技术人员配置区域不平衡现象更严重。

3. 不同城市类别健康资源配置能力情况

城市行政级别对区域经济发展有着重要影响。但在发展高行政级别城市时做出的制度安排，如政策支持、资源优先享有权、事项快速审批等，在拉动地区发展的同时，进一步扩大了城市差距，与不同行政级别相匹配的制度影响着不同城市的发展。在政府承担公共卫生服务供给职责的背景下，城市健康资源配置能力会在一定程度上受到城市行政级别的影响。

（1）不同行政级别城市健康资源配置水平

从不同行政级别城市之间的比较来看（见表8），省会城市和直辖市的健康资源配置水平较高，得分分别为 57.70 分和 51.46 分，计划单列市和其他地级市的健康资源配置总体水平低于省会城市和直辖市。不同行政级别城市的政策支持力度、资源优先享有程度、事项审批速度等差异较大，通常行政级别越高的城市其资源利用效率往往越高。同时，按照行政级别的划分，直辖市理应在健康资源供给方面保持较高水平，评估结果却显示，省会城市的健康资源配置能力略高于直辖市。人口因素是造成这一现象的重要原因，4 个直辖市的常住人口总量超过 9267 万人，数量庞大的人口规模拉低了人均健康资源供给水平，进而拉低了得分。而大部分省会城市在"强省会"战略的加持下，汇聚全省之力发展一市，在此背景下实现反超也不足为奇。此外，直辖市的变异系数最高，其他地级市次之，计划单列市的平均波动相对较小，意味着计划单列市在健康资源配置均衡程度上要优于直辖市、省会城市等高行政级别城市。

表 8 不同行政级别城市健康资源配置能力得分情况

指标	计划单列市	省会城市	直辖市	其他地级市
最高值（分）	49.94 （青岛市）	96.88 （西宁市）	81.27 （北京市）	63.23 （绵阳市）
最低值（分）	32.97 （厦门市）	36.59 （福州市）	31.68 （天津市）	19.13 （东莞市）

指标	计划单列市	省会城市	直辖市	其他地级市
极差（分）	16.97	60.29	49.59	44.10
平均得分（分）	40.07	57.70	51.46	41.11
变异系数（%）	16.32	21.88	40.92	24.49

（2）不同行政级别城市健康资源配置能力不同维度得分情况

从不同行政级别城市健康资源配置能力不同维度的得分情况来看（见表9），省会城市在资金投入、设施配置和人员设置三个维度上的得分均较高。由于其他地级市中包含部分中西部地区的人口净流出城市，其各维度得分也相对较高。值得关注的是，在人员设置维度上，计划单列市和其他地级市表现较差，反映出部分城市存在公共卫生队伍整体规模较小，以及各类卫生健康专业人员短缺的问题。从变异系数来看，直辖市基层卫生人力资源配置能力内部分化加剧，京沪与渝津差距较大。设施配置方面，四类行政级别城市内部得分差异较大，结合变异系数分析，设施配置差异呈省会城市、直辖市、计划单列市依次递增趋势，差异最大的计划单列市变异系数高达53.17%。

表9 不同行政级别城市健康资源配置能力不同维度得分情况

单位：分

城市类别	资金投入	设施配置	人员设置
计划单列市	42.47 （43.63%）	28.88 （53.17%）	38.89 （27.13%）
省会城市	54.41 （34.12%）	45.04 （34.27%）	57.13 （22.37%）
直辖市	56.19 （52.22%）	34.17 （34.42%）	52.05 （60.25%）
其他地级市	50.25 （26.68%）	32.04 （46.39%）	30.93 （38.74%）

注：括号内为变异系数。

四　健康资源配置存在的主要挑战

"十三五"期间，我国全力推进健康中国建设，推动卫生健康事业由以治病为中心向以健康为中心转变，中国特色基本医疗卫生制度框架基本建立，公共卫生服务体系覆盖全民，我国卫生健康事业取得长足进步，健康中国建设开局良好。2019年末，新冠肺炎疫情发生，对国家卫生治理能力和健康资源配置水平的提升提出了巨大挑战。本文借此次重大公共卫生事件的契机，全面检视了我国地方政府健康资源配置能力，评估结果显示我国各城市在健康资源配置方面仍存在不足，具体表现在以下几个方面。

（一）区域健康资源供需错配，东部、中部、西部以及东北地区健康事业发展各有短板

"十四五"规划对区域协调发展做出明确规划，指出只有建立健全区域战略统筹、市场一体化发展、区域合作互助、区际利益补偿等机制，才能更好地促进发达地区和欠发达地区，东部、中部、西部和东北地区共同发展。本研究发现，不同地区健康领域人力、财力、物力等资源配置水平存在显著差异，东部、中部地区大部分城市卫生费用投入与经济发展程度不匹配。如2020年广州市、杭州市和武汉市的地区生产总值均超过1.5万亿元，居全国前10位，但卫生总费用占地区生产总值比重分别仅为5.69%、5.52%和5.63%，在评估城市中排名靠后。而西部、东北地区缺少合理的卫生筹资机制，导致政府卫生支出和个人卫生支出不均衡，未能缓解居民的健康负担。这种基层公共卫生资源配置错位的现象，表明不同区域之间优势互补、资源互通、信息互联等协同功能尚未激活，长期存在的地方保护主义通过行政区域划分阻碍健康要素自由流动，区域资源无法进入高边际效用的地区，造成不同地区资源的低效率配置。

（二）城市群健康资源配置能力发展步调不一，呈现"西高中稳东南略低"的现象

围绕省会城市、直辖市等核心城市形成的三大城市群，内部空间

紧凑、经济联系紧密，并且具有较强的资源集聚、调动以及配置能力，以 5%的土地面积集聚了 25%的人口，创造全国 50%的 GDP，正在成为引领我国医疗卫生事业发展的主要空间载体。此次评估发现，各个城市群健康资源配置能力发展步伐不一、融合困难。京津冀城市群因拥有北京市和天津市这两大直辖市，其健康资源较为丰富；长三角和珠三角城市群因产业集聚、流入人口规模巨大，其原本的健康资源优势不再。这种健康资源配置的"反向倾斜"现象与经济发展水平、政策导向、人口密度等诸多因素密切相关。西部地区城市发展迅速，西宁市、兰州市等城市强势崛起，作为西部大开发的战略支点，正成长为健康中国建设的新增长极。从均量来看，老牌城市群丰富但有限度的健康资源会被无限的人口增长稀释，进而陷入系统性困境；从密度来看，新兴城市群雄厚的经济基础、政策扶持和适度的人口回流使得优质充分的健康资源供给成为一种可能，但这种资源配置水平的快速提升是短暂追赶还是持续赶超仍无法确定。

（三）行政级别限制城市公共卫生服务供给能力提升，高行政级别城市"首位集中"现象明显

研究表明，在市场经济条件下，城市级别会通过政策倾斜、行政事项审批和资源优待等加剧城市之间资源的错配。健康资源存在向经济发达、居民收入较高、需求和支付能力较强的核心城市集中的趋势。一般而言，在省域范围内，省会城市通常是全省的政治、经济、文化中心，也将吸引健康资源在这一地区集聚。因此，省域内高行政级别城市向来具备相对雄厚的健康资源，而其他地级市的健康资源配置往往"捉襟见肘"。本次评估所反映的区域情况与以往结论保持一致，省会城市和直辖市这两类行政级别较高的城市在个人卫生支出占卫生总费用的比例、每万常住人口医疗卫生机构床位数等指标上的表现明显优于计划单列市和其他地级市，可见我国不同行政级别城市在健康资源供给方面存在差异，且需要引起政府的足够重视。不同行政级别城市间差距逐渐扩大：行政级别越低，城市间健康资源配置能力差异越大。在直辖市数量较少、基层卫生人力资源配置能力内部分化严重的情况下，我国健康资源供给能力总体呈现"省会城市、计划单列市、其他地级市"内部城市间差异逐渐加大的非均衡发展状态，这一

趋势在江苏省、广东省等东部省份尤其明显。

五 提高健康资源配置水平的对策建议

（一）因地制宜协调不同类别健康资源配置，合理规划不同地区健康资源布局

健康资源的投入要以医疗市场的需求为前提，应基于常住人口而非地理面积，根据不同城市发展特征合理确定各类健康资源的配置比例。第一，宏观政策设计要兼顾各地的人口分布、人群健康状况以及财政压力等因素，因地制宜调整财政投入政策。中央政府要持续加大对欠发达地区的转移支付力度，将因医疗卫生支出造成的财政减收作为计算财政转移支付资金的一项重要指标，设立专项资金、债券和补贴，进一步提高中部、西部地区政府卫生投入绝对量，同时继续稳定对东部地区的健康资源投入，融健康于政策设计，激励地方政府加大健康领域的财政投入，解决沿海发达城市政府健康资源投入相对量偏低的问题。第二，集聚政府、企业、社会多方力量，共同推进卫生人才队伍建设。针对人口净流出、基本公共卫生服务设施相对闲置的中部和西部地区的城市，当地政府应乘国家人才培养项目"东风"，积极探索订单式的定向培养模式，对投入使用的定向人才进行定期跟踪评估，及时发现问题、总结经验，并在后续的定向培养人才模式中予以修正，力争在强化人才扶持、加快人才引进、助力人才扎根等方面得到当地政府和社会资本的多方支持，让卫生人才"回得来，留得下"。第三，东部地区政府需要建立科学合理的政府绩效考核指标体系，将城市卫生健康事业发展情况标准量化纳入考核体系，改变地方政府一味追求经济指标、"以 GDP 论英雄"的行为，加大对卫生健康资源的投入，逐步提高东部地区医疗卫生服务设施覆盖率，提高基层卫生服务的可及性和均衡性。

（二）整合完善城市群内部健康资源空间配置，建立健全城市群健康治理的府际协作网络

城市群作为城市在地理空间上集聚而形成的更大范围的空间组织

形态，更多的是通过产业分工、要素集聚、资源互流等方式有效带动区域经济增长。而经历了新冠肺炎疫情这一重大公共卫生危机后，各个城市间经济联系日益密切、城市经济群体化形态逐渐成形。首先，各省（区、市）政府要借助区域一体化的成熟路径，发挥引领作用，鼓励内部城市开展医院之间、社区之间、基层卫生机构之间的多种形式医疗卫生协作，实现医疗资源共享、健康信息互通、卫生效能共促。强化城市健康治理能力建设、补齐基层公共卫生资源配置短板，提升城市健康资源配置水平，避免出现经济发展旗鼓相当、健康事业参差不齐的尴尬局面。其次，在确保城市群内部各城市健康治理步调一致的基础上，有效促进不同城市群之间、城市群与非城市群之间健康资源的横向联通（如强化疫情期间的对口支援模式与路径，形成常态化医疗资源互通机制）。加快构筑城际公共卫生安全协同屏障，突破层级、属地和部门限制，形成具有多极中心、多层辐射、多个节点的健康城市网络。

（三）优化制度设计提升区域核心城市健康服务外部性，发展远程医疗实现健康资源利用最大化

第一，增强行政级别对城市健康资源配置能力发展的正外部性，纠正其负外部性。一方面，省级政府应做好顶层制度设计，通过策划、实施区域卫生健康事业发展战略与基层医疗卫生资源合理布局，建立功能、成本和政策导向型疏解机制，弱化行政界线的消极作用，规避周边地级市的健康资源被核心城市单向吸收的虹吸效应。另一方面，清楚认识到计划单列市具备一定的健康资源，在保证计划单列市健康资源配置均衡性的前提下，着力增加这类城市的卫生费用投入和医护人员配备，能够有效提升这类城市的健康资源配置能力。第二，发挥省会城市、直辖市等核心城市的示范、辐射、溢出效应，带动周边地级市的健康事业发展。核心城市要将更多的优质健康资源投入周边中等城市。强化科技赋能，充分发挥数字科技优势。推广远程医疗，筑牢紧密型市际医疗共同体、织密远程医疗协作网，以时间换空间，跨越时空保证健康资源的最大化利用，协调区域内不同级别城市的医疗需求，真正实现健康资源的均衡有效供给。

参考文献

李超平、徐世勇主编《管理与组织研究常用的 60 个理论》，北京大学出版社，2019。

翟绍果：《"三医"联动的逻辑、机制与路径》，《探索》2017 年第 5 期。

彭浩然等：《中国卫生筹资转型的决定因素与健康绩效》，《管理世界》2016 年第 6 期。

《国务院办公厅关于加快医学教育创新发展的指导意见》，《中华人民共和国国务院公报》2020 年第 28 期。

习近平：《关于〈中共中央关于制定国民经济和社会发展第十四个五年规划和二〇三五年远景目标的建议〉的说明》，《人民日报》2020 年 11 月 4 日。

吴敏、周黎安：《晋升激励与城市建设：公共品可视性的视角》，《经济研究》2018 年第 12 期。

江艇、孙鲲鹏、聂辉华：《城市级别、全要素生产率和资源错配》，《管理世界》2018 年第 3 期。

宋马林、金培振：《地方保护、资源错配与环境福利绩效》，《经济研究》2016 年第 12 期。

盛亦男、杨旭宇：《中国三大城市群流动人口集聚的空间格局与机制》，《人口与经济》2021 年第 6 期。

杨振宇、张程：《东迁、自选择与劳动力溢价："孔雀东南飞"背后的故事》，《经济学（季刊）》2017 年第 4 期。

崔志军、郑晓瑛：《我国 25 省区卫生资源首位集中分析：兼议首位度方法在区域卫生资源配置公平性研究中的应用》，《人口与发展》2014 年第 6 期。

续晓方等：《我国卫生资源配置效率研究——基于三阶段 DEA 模型》，《卫生经济研究》2021 年第 6 期。

方鹏骞：《多措并举破解基层医疗卫生人才短缺之困》，《人民论坛》2020 年第 29 期。

丁任重、许渤胤、张航：《城市群能带动区域经济增长吗？——基于 7 个国家级城市群的实证分析》，《经济地理》2021 第 5 期。

封进、吕思诺、王贞：《医疗资源共享与患者就医选择——对我国医疗联合体建设的政策评估》，《管理世界》2022 年第 10 期。

健康中国研究（第二辑）

第 35～64 页

© SSAP，2023

健康中国建设的健康环境能力评估研究

马小茜*

摘　要　营造绿色安全的健康环境是推进健康中国建设的重要内容之一，不仅关系人民幸福生活，也关系经济和社会的可持续发展。本文通过构建健康环境营造能力评价指标体系，对我国 80 个地级及以上城市健康环境营造能力做出全面评估，发现存在健康文化建设滞后、区域间空气污染治理水平不均衡等挑战。突破我国健康环境治理发展瓶颈，需要进一步加强健康文化全方位全周期建设，持续提升噪声污染治理能力，统筹推进区域绿色协调发展，以促进我国健康环境营造能力的全面提升。

关键词　健康环境　污染防治　安全保障　文化营造

一　健康环境营造能力评价意义

良好健康的生活环境是展现我国现代化治理水平的重要指征，也是人民群众健康的重要保障。《“健康中国 2030”规划纲要》提出全生命周期、全要素、全方位促进全民健康的目标和要求，将建设健康环境纳入健康中国建设，并提出深入开展爱国卫生运动、建设健康城市和健康村镇、加强影响健康的环境问题治理等战略任务。党的十九

---

*　马小茜，武汉大学公共卫生学院、武汉大学人口与健康研究中心。

大报告也提出了"加快生态文明体制改革，建设美丽中国"的战略目标。"十四五"规划进一步指出要实现"持续改善环境质量""加快发展方式绿色转型"等阶段性目标，并将"绿色生态类"五个指标全部设定为约束性指标，对提升我国健康环境营造能力提出了新的要求。健康环境是人民健康的基础，有健康的环境才能有健康的中国，因此应将健康环境建设摆在更加突出的位置，加强系统研究，建立健全环境健康的监测机制。

具体而言，对健康环境营造能力进行评价的意义有以下几个方面。第一，当前我国的发展环境面临深刻且复杂的变化，如何营造安全稳定的生存环境，如何促使我国经济在资源节约型、环境友好型城市建设中实现绿色发展，如何科学客观地评价当前我国健康环境建设能力，这都需要结合当下我国健康环境营造现状，构建出适合评价我国健康环境营造能力的指标体系。第二，通过多维指标将我国健康环境营造能力量化，可形成一套较为全面的环境与健康监测、调查和风险评估体系，有助于了解我国健康环境营造进程，发现在全面推进健康中国建设过程中，各地区在健康环境治理过程中存在的问题和短板，这有助于各地区更加扎实、稳步地推进健康环境治理工作。第三，健康环境营造能力评价指标体系的建立可为全国文明城市测评中相关考核指标的选取提供参考，有助于推动我国文明城市建设与爱国卫生运动深入开展，进一步提升城市健康环境营造能力，助力开启城市健康环境治理的新征程。

二 健康环境营造能力评价指标体系构建

（一）指标体系构建

伴随时代发展和人民生活水平的提高，我国对健康环境营造的要求也在逐步提升。我国环境健康评价指标体系的构建已从早期重点关注空气、水、绿化等与污染控制相关的"硬环境"指标，转变为如今更加注重安全保障、文化营造等有助于推动可持续发展的"软环境"指标。《"健康中国2030"规划纲要》在"建设健康环境"篇章中重点提出要加强城乡环境卫生综合整治，深入开展大气、水、土壤等污染防治，促进道路交通安全等重要任务。在推进国家治理能力和治理体系现代化建设的目标背景下，构建一套客观完整的健康环境营造能力评价指标体系，不仅需要根据现实状况优化和拓展原有评价指标，还需融入"将健康融入所有政策""共建共治共享"等建设理念。正如《全国文明城市测评体系（2021 年版）》中强调的，良好文明的城市需要营造健康向上的人文环境、和谐宜居的生活环境、安全稳定的社会环境与有利于可持续发展的生态环境。综上，本研究在参考我国环境健康治理重点与发展新动向的基础上，选取了 3 个二级指标和 11 个三级指标构建我国健康环境营造能力评价指标体系（见表 1），从污染防治、安全保障、文化营造三个维度综合衡量我国健康环境营造水平，为补齐我国健康环境治理体系短板弱项、提升健康环境营造水平、推进健康中国建设提供数据支撑。

1. 污染防治

良好的生态环境是增进民生福祉的优先领域，是建设美丽中国的重要基础。作为影响国民健康、关系公众切身利益的重大民生问题，大气污染、水污染治理一直是我国生态环境建设的核心工作。近年来我国污染防治工作颇有成效，空气质量、水环境质量明显提高，但良好的生态环境营造非一日之功，仍需进行持续的监测与评估，以更好地发掘治理过程中的薄弱点。伴随我国城镇化进程的加快，噪声污染已成为干扰人们日常生活的突出问题，因此声环境的优劣考量也需纳入本维度。

在日常生活中，生活垃圾如何实现最优化处理是进行健康环境建设的难题。对城市生活垃圾无害化处理效率进行监测评估，是评价我国健康环境营造能力必不可少的一环，其重要性不言而喻。从可持续发展角度来看，建成区绿化覆盖面积是衡量城市绿化环境最客观的指标，与居民生活的满意度和幸福感息息相关，同时能有效反映城市的宜居水平与综合竞争力。推进能源清洁低碳转型、加快形成能源节约型社会、促进经济社会发展全面绿色转型是近年来我国现代化建设的重点议题，"十四五"规划纲要提出将"单位 GDP 能源消耗降低13.5%"作为经济社会发展的主要约束性指标之一，为此，本维度亦将反映地区节能降耗工作的指标纳入其中。

综上，在污染防治维度，本研究除纳入空气、水、绿化、噪声等传统生态环境建设指标外，也将城市生活垃圾无害化处理率、单位GDP能耗下降率这类反映我国城市现代化建设与资源利用效率的指标考虑在内，以期综合考察我国污染防治现状。各三级指标的具体阐释如下。

（1）环境空气质量优良天数占比（单位:%）：全市全年空气质量指数（AQI指数）≤100的天数占全年天数的百分比。其计算方法：全市全年空气质量指数（AQI指数）≤100的天数/全年天数×100%。

（2）生活饮用水水质达标率（单位:%）：居民饮用水末梢水检测水质达到《生活饮用水卫生标准》常规指标要求的水样合格比例。其计算方法：检测饮用水末梢水常规指标达标的水样数/检测总水样数×100%。

（3）区域环境噪声平均等效声级（单位：dB）：对噪声进行评价的主要指标。城市区域环境噪声包括工业噪声、交通噪声、施工噪声、社会生活噪声等。该指标采用各城市统计年鉴统计数据，其划分方法：参考辖区噪声平均水平划分标准，分贝值在55dB以下的为良好，分贝值在55（含）~57dB的为轻度污染，分贝值在57（含）~60dB的为中等污染，分贝值在60dB及以上的为严重污染。

（4）城市生活垃圾无害化处理率（单位:%）：垃圾无害化处理是城市管理和公共服务的重要组成部分。其计算方法：无害化垃圾处理量/垃圾总量×100%。

（5）城市建成区绿化覆盖率（单位:%）：在城市建成区的绿化覆盖面积占建成区面积的比例。其计算方法：建成区绿化覆盖面积/建成区面积×100%。

（6）单位GDP能耗下降率（单位:%）：又称单位国内生产总值能耗下降率，指一个国家或地区每生产一个单位的国内或地区生产总值所消耗的能源。单位GDP能耗下降率是当前考核各地区节能降耗工作的主要指标。其计算方法：（本年单位GDP能耗/上年单位GDP能耗-1）×100%。

2. 安全保障

环境安全与居民的生活满意度和幸福感密切相关，安全稳定的生存环境为城市居民提供了生产生活的基础保障。近年来，我国道路交通设施日益完善，城市交通出行总量激增，对我国道路交通安全治理提出了更大的挑战和更高的要求。此外，伴随国民经济的发展，我国安全事故的发生频率也在提高，严重威胁国民的生命安全。因此，本研究纳入道路交通事故万车死亡率与亿元国内生产总值生产安全事故死亡率两项指标，以系统考察我国环境健康治理中的安全保障能力。具体指标阐述如下。

（1）道路交通事故万车死亡率（单位：人/万车）：在一定空间和时间范围内，按机动车拥有量所平均的交通事故死亡人数。其计算方法：年末交通事故死亡人数/机动车拥有量。

（2）亿元国内生产总值生产安全事故死亡率（单位:%）：亿元国内生产总值生产安全事故死亡人数占生产安全事故数的比重，是衡量地区安全生产工作的重要指标。其计算方法：亿元国内生产总值生产安全事故死亡人数/生产安全事故数×100%。

3. 文化营造

文化作为国家现代化建设的根基，是社会发展的重要动力，也是人民群众幸福生活的重要保障。当前我国社会主要矛盾发生变化，呈现新特征、新要求，人民对丰富而有品位的文化需求更加旺盛，对优美人文环境、优质文化服务的期待更为迫切。营造向善向美的文化氛围，为居民提供高质量文化产品、文化设施与文化空间，让人民群众生活得更加幸福、舒心，是未来我国健康文化建设的新动向，对于培育提升国民健康素养、帮助居民养成健康文明的生活方式具有重要意义。在文化营造维度，具体的三级指标解释如下。

（1）每百人公共图书馆藏量（单位：册）：人均享有城市公共图书馆藏书的册数，是反映城市公共文化资源的重要象征。其计算方法：城市公共图书馆藏书量总和/常住人口数。

（2）每万人博物馆数（单位：家）：人均拥有博物馆的数量。该指标能较好地体现城市历史与文化底蕴。其计算方法：城市公共博物馆数/常住人口数。

（3）每万人在校大学生数（单位：人）：是反映城市综合文化素质与城市发展潜力的重要指标。其计算方法：在校大学生数/常住人口数。

表 1　健康环境营造能力评价指标体系

二级指标	二级指标权重	三级指标	三级指标权重	指标性质
污染防治	0.225	区域环境噪声平均等效声级（dB）	0.075	负向
		生活饮用水水质达标率（%）	0.010	正向
		城市生活垃圾无害化处理率（%）	0.010	正向
		环境空气质量优良天数占比（%）	0.008	正向
		城市建成区绿化覆盖率（%）	0.035	正向
		单位 GDP 能耗下降率（%）	0.015	正向
安全保障	0.030	道路交通事故万车死亡率（人/万车）	0.015	负向
		亿元国内生产总值生产安全事故死亡率（%）	0.015	负向
文化营造	0.745	每百人公共图书馆藏量（册）	0.305	正向
		每万人博物馆数（家）	0.180	正向
		每万人在校大学生数（人）	0.265	正向

（二）　数据来源

本文选取中国大陆 80 个地级及以上城市为研究对象。健康环境营造能力评价数据主要为统计数据和调查数据，来源于统计年鉴、各级部门和地方公开发布的数据，通过工作系统上报的传统统计数据，有关单位组织开展的调查数据等，包括但不限于《2021 年中国卫生健康统计年鉴》、《2021 年中国城市统计年鉴》、《2021 年中国城市建设统计年鉴》、2020 年国民经济和社会发展统计公报以及有关年鉴等公开发布的数据。

三　健康环境营造能力评价结果

本文使用熵权法计算得到 80 个城市健康环境营造能力的排名。评价的结果以"分级"方式呈现，并从区域位置、行政类别、经济水平等多个角度进行分析和解读，同时借由城市与各指标间的横向比较，以及具体单项指标的交叉对比印证，引导各城市关注自身健康环境建设水平，及时发现短板弱项与痛点难点，全面提升我国健康环境营造能力。下文将围绕各维度下 80 个城市的区域隶属和城市类别展开讨论。

（一） 我国健康环境营造能力总体特征

1. 我国城市健康环境营造能力有待提升，城市健康环境建设亟须加速

总体来看，我国城市健康环境营造能力得分较低，80 个城市中仅有不足 1/4 的城市标准化得分在 0.6 以上。一方面，这表明大部分城市健康环境营造水平相对较低；另一方面，体现出我国各城市之间健康环境营造水平差距较大，区域发展不均衡现象严重。此外，观察图 1 可知，我国健康环境营造各维度间发展水平参差不齐，表现为安全保障水平较高，但污染防治与文化营造建设水平相对滞后。尤其是在文化营造维度上，除成都市和西安市外，几乎所有城市都存在不同程度的治理短板，这表明加大健康文化营造建设的投入力度与增强建设能力是提升我国健康环境营造整体水平的关键。

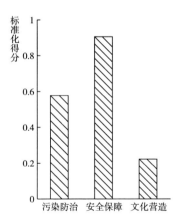

图 1　健康环境营造各维度得分情况

根据健康环境营造水平的高低，对 80 个城市进行排序，其中居前10 位的城市各二级指标标准化得分情况如图 2 所示。从城市行政类别来看，处在前 10 位的城市多为经济发展水平较为突出的省会城市或直辖市。排名前 5 位的城市分别是成都、西安、南京、南昌、武汉，第

6~10 位的城市分别是包头、呼和浩特、昆明、兰州、北京。从各二级指标的得分来看，前 10 位城市在文化营造维度上具有较为突出的领先优势，表明其健康环境文化资源投入领先于其他城市。尽管如此，前 10 位城市仍存在各自的治理弱项，如排名第二的西安在污染防治维度的整体水平稍显落后，排名第九的兰州在安全保障维度存在一定的治理缺陷。

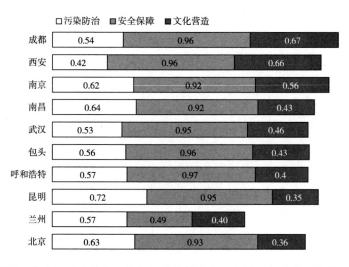

图 2　健康环境营造能力排名前十的城市各二级指标标准化得分情况

2. 健康环境营造水平区域发展不均衡现象显著，中西部城市表现亮眼

将 80 个城市按照其所在地理区域，分成东部、西部、中部和东北地区，以此评估四大区域的健康环境营造水平（见图 3）。综合来看，西部地区健康环境营造水平最高，其次是中部和东北地区。东部地区由于其在文化营造维度上的得分较低，拉低了其健康环境营造总得分。关于各区域各项二级指标及三级指标得分的具体情况，将在后续的章节中进行详细讨论。

将 80 个城市健康环境营造能力得分分成 5 个梯队，标记为 Q1~Q5，得分最高的为 Q1。从表 2 可知，与前述分析结果一致，第四梯队及第五梯队城市主要分布于东部地区，其中以京津冀地区及山东半岛地区分布最为集中。

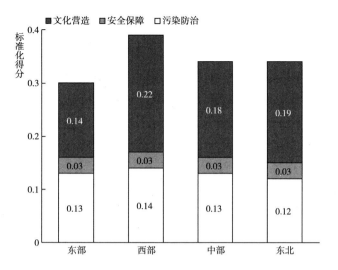

图3　四大区域健康环境营造能力对比情况

表2展现了各地区健康环境营造得分不同梯队的城市数量。东部地区共有5个城市位列第一梯队，均为直辖市或省会城市，包括南京市、北京市、济南市、广州市和海口市。西部地区在健康环境营造方面表现亮眼，入选第一梯队的城市数量最多，占比接近50%，包括成都市、西安市、包头市、呼和浩特市、昆明市、兰州市、柳州市、鄂尔多斯市。在中部地区的14个城市中，共有3个城市位于第一梯队，包括南昌市、武汉市和太原市。东北地区城市在本次健康环境营造能力评估中全部位于第二梯队和第三梯队，尽管此次评估中东北地区仅包含大连市、长春市、哈尔滨市、沈阳市四个城市，但评估结果也能在一定程度上反映出东北地区的健康环境营造水平。

表2　四大区域健康环境营造得分不同梯队的城市数量

单位：个

区域	Q1~Q5 梯队包含的城市数量
东部	5/7/10/11/12
西部	8/2/3/3/1
中部	3/5/1/2/3
东北	0/2/2/0/0

3. 长三角和珠三角城市群健康环境营造水平领先，京津冀城市群环境治理工作仍任重道远

作为我国发育最成熟、经济最具活力的城市群，京津冀、珠三角、长三角三大城市群对推动区域经济发展、落实区域发展战略具有重要作用，然而经济快速发展带来的环境污染问题也不容忽视。在城市群中，三大城市群的健康环境营造水平呈现长三角、珠三角、京津冀依次递减的趋势（见图4）。长三角与珠三角在污染防治维度表现较好，但其健康文化营造水平仍需继续提升。京津冀城市群是我国重化工业、装备制造业的传统集聚地，环境污染治理任务重、难度大，尽管近年来京津冀地区污染防治工作已初见成效，但在本次评估中仍处于劣势地位，这也与图4反映的区域得分分布情况一致。不同于容易量化且短期可视的经济指标，环境污染治理是一项艰巨而漫长的系统工程，京津冀应继续深化联防联治合作机制，不断加强地区生态建设。

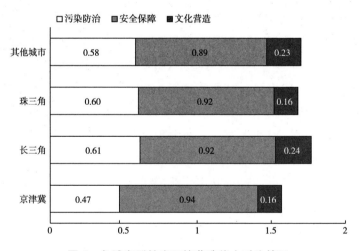

图4 各城市群健康环境营造能力对比情况

三大城市群中各城市的得分梯队分布情况如表3所示。整体来看，三大城市群均有1个城市位列第一梯队，分别是北京市（京津冀）、南京市（长三角）、广州市（珠三角），但在Q2~Q4梯队的分布上，各城市群存在较大差异。如长三角城市群中，除南通市、盐城市外，其余城市均分布在Q1~Q3梯队，体现出长三角城市群较强的健康环

境营造能力。在珠三角城市群中，珠海市、深圳市分列 Q2、Q3 梯队，表明其健康环境营造能力处于全国中上游水平；惠州市、佛山市、江门市健康环境营造能力则相对落后，在 80 个城市中排第 67~69 位，位于 Q5 梯队。在京津冀城市群中，有 4 个城市位于 Q5 梯队，分别是唐山市、邯郸市、保定市、邢台市，均属于河北省。

表 3 各城市群健康环境营造得分不同梯队的城市数量

单位：个

城市群	Q1~Q5 梯队包含的城市数量
长三角	1/5/6/2/0
珠三角	1/1/1/2/3
京津冀	1/1/0/1/4

4. 省会城市健康环境营造水平整体较高，其他城市健康环境营造水平相对较低

按照行政级别将 80 个城市划分为直辖市组、计划单列市组、省会（首府）城市组与其他城市组，分别分析其在文化营造、安全保障和污染防治维度的得分情况。省会（首府）城市在健康环境营造方面整体表现最好，尤其在文化营造维度，其文化营造维度得分显著高于其他行政级别城市。直辖市与计划单列市的安全保障与污染防治能力较为接近，但在文化营造维度直辖市整体表现优于计划单列市。其他城市健康环境营造的整体水平相对落后，尤其是在文化营造方面较为薄弱（见图 5）。

表 4 呈现了不同行政级别城市健康环境营造能力得分的梯队分布情况。在 5 个计划单列市中，大连市位于 Q2 梯队，整体表现较好，青岛市则位于 Q4 梯队，整体表现相对落后。在直辖市中，北京市整体表现最优，位于 Q1 梯队；上海市和天津市整体得分也处于上游水平，在健康环境营造能力排名中分别居于第 20 位和第 28 位；重庆市在健康环境营造方面表现相对落后，整体排第 47 位，但也达到了全国平均水平。在 24 个省会（首府）城市中，有 12 个城市位于 Q1 梯队，8 个城市位于 Q2 梯队，表明绝大部分省会（首府）城市拥有良好的健康环境营造能力。在其他城市中，仅有少数城市位于 Q1 及 Q2 梯队，半数以上城市位于 Q4 及 Q5 梯队。

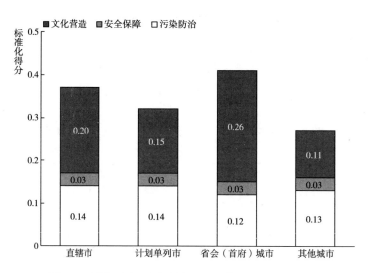

图 5　不同行政级别城市健康环境营造能力对比情况

表 4　不同行政级别城市健康环境营造得分不同梯队的城市数量

单位：个

行政级别	Q1~Q5 梯队包含的城市数量
计划单列市	0/1/3/1/0
直辖市	1/2/1/0/0
省会（首府）城市	12/8/4/2/0
其他城市	3/5/8/13/16

（二）我国健康环境营造能力各维度特征

1. 污染防治维度

（1）总体情况

在污染防治维度，通过对各指标进行横向比较，发现我国城市污染防治的具体指标之间差异较大。观察图 6 可知，80 个城市在"生活饮用水水质达标率""城市生活垃圾无害化处理率"两个三级指标上的得分较高。对数据进行进一步分析发现，在生活饮用水水质达标方面，92.5%的城市可实现 100%的达标率；在"城市生活垃圾无害化处理率"这一指标上，除重庆市和遵义市外，其他城市均已达到《"十三五"全国城镇生活垃圾无害化处理设施建设规划》中提出的 2020 年建设目标值①。

但在污染防治维度的其余 4 个三级指标方面，我国各城市总体表现欠佳。尤其是在"区域环境噪声平均等效声级"这一指标上表现落后。进一步分析发现，80 个城市中仍有接近 40% 的城市全年城市区域环境噪声治理等级处于"一般"及以下等级②，这提示在进一步开展污染防治或城市规划相关工作时，应对噪声污染防治与宁静区域建设进行重点考虑，以更好地实现声环境质量提升。

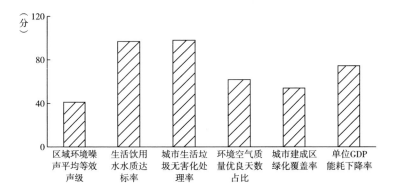

图 6　污染防治维度各指标得分情况

从污染防治维度来看，得分排名前 10 的城市如图 7 所示。前 5 位城市分别为上饶市、茂名市、赣州市、鄂尔多斯市、昆明市，第 6～10 位城市分别为重庆市、绍兴市、莆田市、南宁市与盐城市。总体而言，前 10 位城市在生活饮用水水质控制、城市生活垃圾无害化处理、环境空气污染治理方面表现较为突出，相比其他城市有较大的优势，但在区域环境噪声治理、城市绿化覆盖率方面仍存在较大的治理短板。

---

① 参考《"十三五"全国城镇生活垃圾无害化处理设施建设规划》中相关目标值数据：到 2020 年底，直辖市、计划单列市和省会城市（建成区）生活垃圾无害化处理率达到 100%，其他设市城市城市生活垃圾无害处理率达到 95% 以上。

② 参考 2012 年《中华人民共和国国家环境保护标准》噪声水平等级划分标准，具体为昼间平均等效声级 ≤50.0 为"好"、50.1～55.0 为"较好"、55.1～60.0 为"一般"、60.1～65.0 为"较差"、>65.0 为"差"。

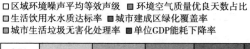

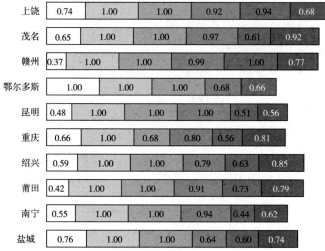

图7　污染防治维度得分排名前十的城市各三级指标的标准化得分情况

（2）不同地区情况

整体来看，西部地区环境污染治理水平最高，其次是中部、东部和东北地区（见图8）。从三级指标来看，西部地区在各项三级指标上均处于领先水平，尤其在环境空气质量治理与区域环境噪声控制方面显著优于其他地区；东部和中部地区污染治理水平较为接近，在各三级指标的得分上也表现出较为相似的分布特征；东北地区城市污染防治水平有待提升，从各三级指标来看，东北地区在单位GDP能耗控制、环境空气质量管理、城市生活垃圾无害化处理与生活饮用水水质管理方面基本与其他地区保持同等水平，但其在城市建成区绿化覆盖率与区域环境噪声平均等效声级两个三级指标上的得分较低，制约了东北地区污染治理水平的提高。这可能与东北地区重工业规模较大、区域水土污染问题严重有关。

（3）不同城市群情况

分析三大城市群在污染防治维度及其各项三级指标的得分情况。长三角城市群在污染防治维度各项三级指标上均处于较优水平，整体

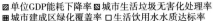
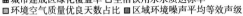
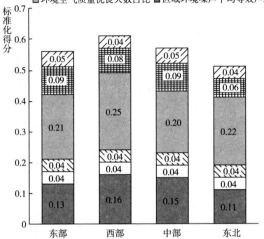

图8　四大区域污染防治维度各三级指标的标准化得分情况

发展均衡且总体水平领先于其他城市群。珠三角城市群与其他城市总体水平较为接近，但珠三角城市群在环境空气质量控制以及城市建成区绿化覆盖率上有绝对优势，而其他城市则在区域环境噪声治理方面有较好的表现（见图9）。京津冀作为我国传统重工业的集聚地，在污染防治维度上的整体表现不容乐观。具体来看，京津冀城市群在单位GDP能耗下降率、城市建成区绿化覆盖率、区域环境噪声平均等效声级等5项指标上的得分均与其他城市群持平，但其环境空气质量优良天数占比这一指标得分较低，显著低于其他城市群，提示未来京津冀城市群提升污染防治水平的关键在于强化空气质量管理。

（4）不同行政级别城市情况

整体来看，4个直辖市在污染防治维度的综合表现最好，尤其在区域环境噪声治理方面显著优于其他行政级别城市。计划单列市污染防治总体水平也较高，污染防治维度的标准化得分仅次于直辖市。具体来看，与直辖市不同，计划单列市的区域环境噪声治理水平相对落后，但在环境空气质量控制方面表现突出。省会（首府）城市与其他城市污染防治的总体水平较为接近，各三级指标的得分均处于中间水

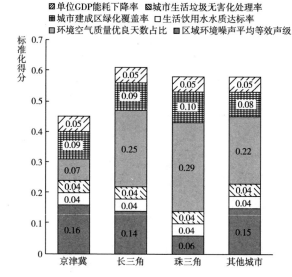

图 9 各城市群与其他城市污染防治维度各三级指标的标准化得分情况

平，但与直辖市和计划单列市相比仍存在一定差距（见图 10）。

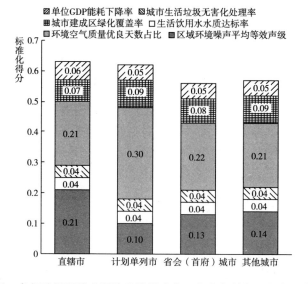

图 10 各行政级别城市污染防治维度各三级指标的标准化得分情况

2. 安全保障维度

（1）总体情况

整体而言，我国城市在安全保障维度得分较高，整体呈现良好发展态势。对该维度进行加权处理计算标准化得分，结果显示，80%的城市标准化得分超过 0.9 分，表明绝大部分城市安全保障建设水平较高且较为接近。

具体来看，78.85%的城市道路交通事故万车死亡率小于 2 人/万车。超过 5 人/万车的城市有 3 个，分别是襄阳市、南宁市和兰州市。在亿元国内生产总值生产安全事故死亡率方面，广州市、贵阳市、福州市超过了 0.1%，位于该指标的第 78~80 位。

安全保障维度各指标排名前 10 位的城市如表 5 所示。

表 5　安全保障维度各指标排名前 10 位的城市

单位：人/万车，%

排名	城市	道路交通事故万车死亡率	排名	城市	亿元国内生产总值生产安全事故死亡率
1	郑州市	0.081	1	南阳市	0.0020
2	温州市	0.220	2	烟台市	0.0023
3	邢台市	0.229	3	潍坊市	0.0040
4	宜宾市	0.351	4	青岛市	0.0048
5	大连市	0.547	5	南京市	0.0050
6	西宁市	0.578	6	郑州市	0.0060
7	深圳市	0.620	7	临沂市	0.0060
8	包头市	0.665	8	枣庄市	0.0060
9	呼和浩特市	0.694	9	苏州市	0.0069
10	遵义市	0.820	10	无锡市	0.0070

（2）不同地区情况

分区域来看，东部、中部及东北地区城市安全保障水平整体较为接近，均处于较高水平，西部地区城市得分稍低（见图 11）。具体来看，中部地区在亿元国内生产总值生产安全事故死亡率方面表现最好，整体水平最高，其次是东北、东部及西部地区；在道路交通事故万车死亡率方面，东部地区整体治理水平最高，其次是东北及中部地区，西部地区在该指标上的表现稍显落后，提示其在未来城市健康环境治理中应加强交通优化与设施保障，并提升城市交通安全宣传水平。

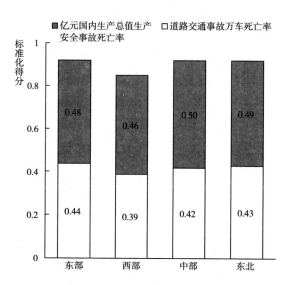

图 11 四大区域安全保障维度各三级指标的标准化得分情况

（3）不同城市群情况

图 12 呈现了各城市群与其他城市在安全保障维度各三级指标的标准化得分情况。在总体水平上，表现为京津冀>长三角>珠三角，但得分相差甚微，均处于较高水平，表明各城市群在安全保障维度的整体发展较为均衡。其他城市在安全保障维度的总体水平略低于三大城市群，在减少道路交通事故死亡率、生产安全事故死亡率方面仍有一定的提升空间。其他城市可积极借鉴三大城市群中优秀城市的城市安全管理经验，完善道路交通事故紧急救援体系，协同推动综合治理，努力实现交通事故万车死亡率、亿元国内生产总值生产安全事故死亡率有效减少。

（4）不同行政级别城市情况

在安全保障维度方面，计划单列市整体表现最好，标准化得分达到 0.96，其次是其他城市、直辖市与省会（首府）城市（见图 13）。相比其他省会城市，福州、贵阳、兰州在安全保障方面存在较大差距，表明未来这些城市应重点加强城市安全环境营造与安全保障治理（见图 14）。

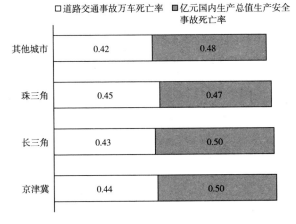

图 12　各城市群与其他城市安全保障维度各三级指标的标准化得分情况

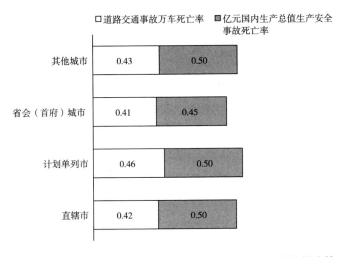

图 13　各行政级别城市安全保障维度各三级指标的标准化得分情况

3. 文化营造维度

（1）总体情况

　　长期以来，公共文化服务体系建设与国家重大战略、政策的变迁紧密相连。在全面实施健康中国行动的背景下，我国公共文化服务的发展迎来新的增长点。在"将健康融入所有政策，人民共建共享"的

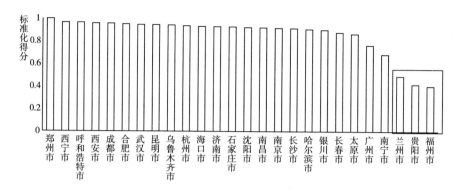

图 14　省会（首府）城市安全保障维度的标准化得分情况

理念指导下，营造多层次多元化的健康文化共治格局，有利于满足公众的健康需求与居民健康素养的提升，在增强我国文化软实力与竞争力方面也将发挥重要作用。目前，我国文化营造维度的整体水平相对落后，绝大部分城市仍处于文化营造建设的起步阶段。在具体指标方面，观察图 15 可知，我国城市每百人公共图书馆藏量整体水平相对较差，每万人博物馆数与每万人在校大学生数得分相对较高。

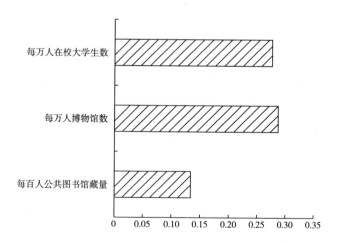

图 15　文化营造维度各三级指标的标准化得分情况

　　图 16 呈现了文化营造维度排名前 10 位的城市各三级指标的标准化得分情况。观察可知，排名前 10 位的城市大多为省会（首府）城

市，这些城市往往具有悠久的文化历史，底蕴深厚。以排名第2位的西安为例，作为我国历史上建都时间最长、建都朝代最多的城市，西安是中华文明和中华民族重要发祥地，其人文、区位、资源等综合优势尤为突出，在博物馆建设、公共文化营造等方面具备得天独厚的优势。

通过对指标间得分的深入分析可以看出，鲜有城市能做到各项指标优质均衡发展，即便是排名第一与第二的成都与西安，在"每万人在校大学生数"这一指标上也存在一定的劣势。值得一提的是，文化营造总体水平排名第六的南昌在"每万人在校大学生数"这一指标中表现出彩，在80个城市中得分最高。南昌教育资源的发展得益于其长期以来对高等教育以及人才培养的重视。统计显示，南昌共有高等院校54所，占据江西省高校数量的近一半。在第七次人口普查中，南昌具有大学及以上学历的人口比重高达25023人/10万人，显著高于全国平均水平（15467人/10万人）。

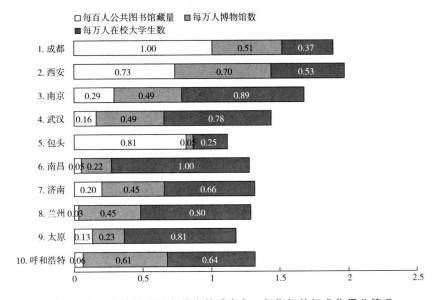

图16　文化营造维度排名前十的城市各三级指标的标准化得分情况

（2）不同地区情况

四大区域文化营造维度各三级指标的得分情况呈现较大差异（见图

17）。西部地区在"每万人博物馆数""每百人公共图书馆藏量"两项指标中均处于领先地位，在"每万人在校大学生数"这一指标中稍逊于东北地区城市，但仍处于较高水平；东北地区"每万人在校大学生数""每百人公共图书馆藏量"两项指标得分均处于较高水平，但"每万人博物馆数"这一指标得分相对较低；对于中部地区而言，"每万人在校大学生数"与"每万人博物馆数"两项指标均处于较高水平，但未来仍需提升公共图书馆藏量，为市民营造良好的读书氛围；对于东部地区而言，每万人在校大学生数相对较低成为制约东部地区城市文化营造水平提升的关键。尽管在传统观念中，东部发达地区掌握了我国绝大部分的人才与科技资源，但随着时代的发展，越来越多的农民工、流动人口涌入东部地区城市，如何稳固提升这一部分群体的文化素养水平，促进全民文化素养的提高，已成为新时期关键而又迫切的研究议题。

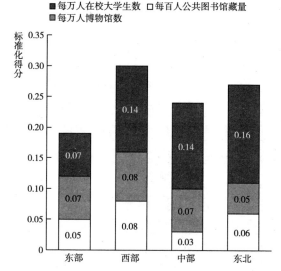

图 17　四大区域文化营造维度各三级指标的标准化得分情况

（3）不同城市群情况

三大城市群在文化营造维度的指标得分情况为"长三角>珠三角>京津冀"（见图 18）。在具体指标方面，长三角城市群各项指标均优于其他城市群，其中"每万人博物馆数"这一指标最为突出。珠三角与京津冀城市群"每万人在校大学生数"这一指标的标准化得分较为接近，但京津冀城市群在"每百人公共图书馆藏量"这一指标上的得分相对落后，与其他城市群存在一定差距。

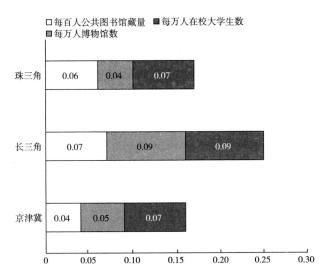

图18　三大城市群文化营造维度各三级指标的标准化得分情况

在其他城市中，成都市、西安市历史文化底蕴较为深厚，在文化营造维度指标得分的排列中，分别排第一、第二位，其在文化营造维度上的表现显著优于其他城市（见图19）。相比较而言，绝大部分城市在文化营造方面存在较大的提升空间。

（4）不同行政级别城市情况

图20呈现了不同行政级别城市文化营造维度的得分情况。省会（首府）城市作为一省的政治文化经济中心，往往具备较强的经济实力与文化底蕴。在文化营造维度，省会（首府）城市的整体表现较为突出，与其他行政级别城市拉开了一定的差距，尤其在每万人在校大学生数方面具有较大的优势。直辖市每百人公共图书馆藏量、每万人博物馆数的得分较高，其在建设高水平大学、增加在校大学生数量方面仍需持续发力。计划单列市文化营造维度上的三项指标得分均落后于其他行政级别城市，这提示经济实力较强的计划单列市在提升自身经济活力、挖掘区域发展潜力的同时，应注意加强文化与教育基地建设，促进经济、文化、人才全方位提升。

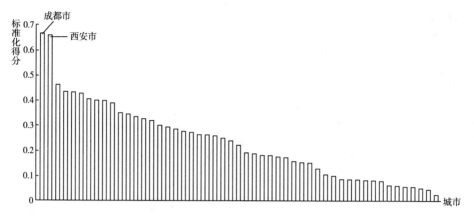

图 19　其他城市文化营造维度的标准化得分情况

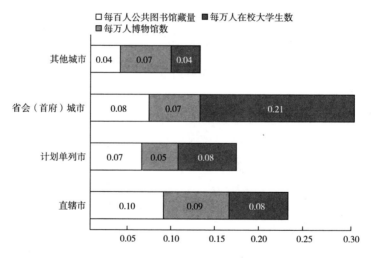

图 20　各行政级别城市文化营造维度各三级指标的标准化得分情况

四　健康环境营造能力存在的主要挑战

（一）城市健康文化建设较为薄弱，各城市健康文化营造能力亟待全面提升

在全面实施健康中国行动的背景下，公共文化服务将在促进健康信息传播、引导参与健康活动、提升公众健康素养等方面发挥积极作

用，成为健康中国行动实施的助推器。但本文结果显示，无论是与各城市健康环境营造污染防治和安全保障维度进行比较，还是对不同地区、不同行政级别城市的文化营造水平进行比较，可以发现，各城市文化营造能力的综合水平都不高，是城市健康环境营造能力提升的关键制约因素。更好补齐城市文化营造短板，迫切要求提升公共健康文化服务水平。

有关数据显示，目前我国已实现了所有公共图书馆、文化馆、美术馆和大部分博物馆免费开放，《公共文化服务保障法》、国家基本公共文化服务标准业已出台，我国公共文化服务体系日趋完善。但同时应看到，我国区域、城市之间公共文化服务水平还存在较大差距，主要体现为省会（首府）城市文化营造水平较高，其他地级市文化营造水平较差。省会（首府）城市文化营造水平突出，与近年来各省实施的"强省会"战略不无关系。通过省会（首府）城市打造城市经济圈和文化圈从而带动全省发展已成为很多省份未来发展的方向。但本研究结果显示，虹吸作用过强对其他地区本质上是一种削弱，"一市独大"的发展模式也存在不可忽视的弊端。"强省会"战略使资源快速向省会（首府）城市集中，周边城市原有要素大幅减少，表现为人口、GDP 等"硬要素"不断向省会（首府）城市转移。而随着政策的推进，资源不断向省会（首府）城市集中，集聚效应进一步增强，文化、信息等"软要素"也会逐渐向省会（首府）城市倾斜。"强市愈强、弱市愈弱"的局面形成，其他地级市在本就处于劣势地位的基础上将更难获得优质文化建设资源。

（二）城市噪声污染问题不容忽视，居民安稳宁静的生活环境难以得到有效保障

本次评估发现，相当一部分城市在环境噪声污染治理方面存在一定缺陷，且经济发展水平较高的地区声污染普遍更为严重。噪声污染防治与水、大气、土壤污染防治一样，都是事关人民群众利益与我国生态文明建设的重要工程。近年来，随着工业化、城镇化进程的加快与人民生活水平的不断提高，城市道路、轨道交通等基础设施的不断扩充完善，城市环境噪声污染问题不容忽视。尽管生态环境部门对噪声污染的治理力度不断加大，城市声环境治理水平不断提高，但与公

众的要求尚存在距离。生态环境部发布的《2021 年中国环境噪声污染防治报告》显示，2020 年我国生态环境部门共接到公众举报 44.1 万件，其中噪声扰民问题占全部举报的 41.2%，排各环境污染要素的第 2 位，其中广西、重庆的环境噪声投诉举报占本地各类环境污染举报的比例甚至超过 50%。噪声污染已成为百姓生活中的烦心事、闹心事。

（三）区域间健康环境营造水平参差不齐，京津冀地区仍是空气污染治理的弱势区

受到产业结构和地理气候条件的影响，长期以来我国中部及北部城市在空气质量控制方面比南方城市差，这与本次评估反映的结果一致。相对而言，京津冀地区在污染防治，尤其是空气质量管理方面处于明显的劣势地位。近年来，京津冀地区积极实施转型发展，"大气十条"和《打赢蓝天保卫战三年行动计划》的强力实施使得京津冀及周边地区空气质量显著改善。生态环境部发布的报告显示，2015～2020 年京津冀地区各项污染物（O_3 除外）年均浓度均呈下降趋势，重度及以上污染天数占比从 2015 年的 8.9% 下降到 2020 年的 3.5%。但由于历史原因和产业结构、能源结构的制约，京津冀地区秋冬季重污染频发、水环境污染等生态环境问题依旧突出，区域环境总体形势依然严峻。观察图 21 可知，京津冀各城市环境安全质量优良天数占比与我国 83.24% 的平均水平相比仍存在一定差距，河北省城市在空气污染治理方面尤为薄弱，其中石家庄市、邢台市环境空气质量优良天数占比不足 60%。河北省在当前仍处于产业结构调整阶段，全省产业结构偏重、能源结构偏煤、交通运输结构偏公路的现状没有发生根本改变，其持续健康发展长期受产能过剩的制约，经济发展的艰巨任务与生态环境的脆弱性面临激烈冲突。

五　提高健康环境营造能力的对策建议

（一）加强城市健康文化全方位全周期建设，推进公共文化服务区域均衡发展

本次评估结果显示，省会（首府）城市在挖掘城市历史文化资

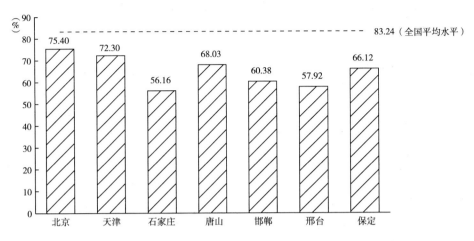

图 21　京津冀各城市环境空气质量优良天数占比

源、塑造城市文化氛围方面拥有得天独厚的优势。应积极发挥国家重大战略的引领作用，多措并举推动省内各城市、各区域协调发展。在健康中国行动全面实施的背景下，公共文化服务机构作为健康中国建设的重要参与力量，需将满足公众健康需求纳入其战略发展决策，以更加积极的姿态参与城市健康文化建设。一方面，各城市应在深入了解自身文化服务实际发展情况的基础上，把握优先服务的方向与领域，注重补齐短板、强化优势，通过共治共建共享的方式补齐资源建设中的短板，为公众提供更具普惠性、通俗性的健康服务。在服务内容方面，可对公众在不同生命阶段面临的主要健康问题及其重要影响因素进行探究，提供更具针对性的"全方位、全周期"健康服务。在服务形式上，可通过智慧化创新与云平台建设，丰富文化资源的流动形式。另一方面，省域内部应实现文化资源的合理配置，推动公共资源由按城市行政等级配置向按实际服务管理人口规模配置转变，在"强省会"的同时注重其他地级市的协调稳步发展。

（二）提升区域噪声污染治理重视程度，多措并举守护居民的"宁静权"

营造和谐安宁的居住环境，守护和保障人民群众的获得感、幸福感，可以从以下几方面持续发力。首先，地方政府应明确噪声防治管理职责，加大法律法规体系建设和执法力度。各地区可积极修订"环境保护条例"或"噪声污染防治条例"，落实噪声污染防治相关管理规范，严格噪声管理标准。在具体执法过程中，执法人员可配备噪声测量设备，并结合计算机、遥感技术进行监测，以提升噪声治理的针对性和有效性。其次，各地政府要严格控制工业噪声、交通噪声、商业噪声等污染源。对于噪声污染较为严重的城市或区域，可聚焦突出问题积极开展专项整治行动，通过采取建设规划、淘汰落后设备、制定产品噪声限值等措施，切断噪声污染源的传播途径。最后，创建和完善公众参与和监督制度。应充分发挥企事业单位、社区组织、基层群众自治组织在噪声污染防治中的作用，通过建立噪声污染网络检举渠道、设立权益保障热线等方式，鼓励群众参与环境噪声治理与监测，推动多元共治格局有效形成。

（三）加快京津冀生态环境治理进程，协同推进区域绿色协调发展

环境治理非一日之功，且环境问题本身的特殊性也代表着此类问题无法凭借单个城市或单个地区的力量进行解决。为此，提升京津冀城市群生态环境整体建设水平需要打破地区限制，形成"协调合作、互利共赢"的责任共识，积极践行协同治理理念。首先，京津冀三地应持续强化生态环境联防联治，根据不同地区的自然资源承载力、产业发展规划、城镇建设布局、经济实力等建立合理的环境治理制度，做到有的放矢，系统性提升京津冀生态环境整体建设水平。对于京津冀长期较为薄弱的空气污染治理方面，可采取重点城市重点管理的措施。对于空气质量相对较好的城市，应稳步提升管理标准，力争达到更高水准；而对于空气污染严重、未达标的地级城市，应明确其环境空气质量达标期限及污染防治重点任务，"逐一击破"，以实现空气重污染区域的"削峰降速"。其次，应促进多方参与，以形成多元化的合作治理体系。一方面，激励企业主动承担起环境治理的主体责任，鼓励其参与防污减排行动，实现从"被动减排"到"主动治污"的转变；另一方面，培育公民的参与意识，保障公民的知情权、参与权与监督权，通过建立公开透明的环境治理监测网络与信息分享平台，推

动公众积极参与环境保护行动。

参考文献

《中共中央 国务院印发〈"健康中国 2030"规划纲要〉》，中国政府网，2016 年 10 月 25 日，http：//www. gov. cn/zhengce/2016-10/25/content_5124174. htm。

《习近平：决胜全面建成小康社会 夺取新时代中国特色社会主义伟大胜利——在中国共产党第十九次全国代表大会上的报告》，中国政府网，2017 年 10 月 27 日，http：//www. gov. cn/zhuanti/2017-10/27/content_5234876. htm。

《中华人民共和国国民经济和社会发展第十四个五年规划和 2035 年远景目标纲要》，中国政府网，2021 年 3 月 13 日，http：//www. gov. cn/xinwen/2021-03/13/content_5592681. htm。

谭灵芝、孙奎立：《我国生活垃圾无害化向减量化处理处置转换路径探析》，《中国环境管理》2019 年第 5 期。

叶岚、陈奇星：《城市生活垃圾处理的政策分析与路径选择——以上海实践为例》，《上海行政学院学报》2017 年第 2 期。

《单位 GDP 能耗降低 13.5%——加快形成能源节约型社会（经济新方位·聚焦"十四五"目标）》，人民网，2021 年 8 月 10 日，http：//finance. people. com. cn/n1/2021/0810/c1004-32186951. html。

李双燕、万迪昉、史亚蓉：《公共安全生产事故的产生与防范——政企合谋视角的解析》，《公共管理学报》2009 年第 2 期。

《夯实城市现代化根基推动城市文化建设高质量发展（新知新觉）》，人民网，2021 年 11 月 19 日，http：//opinion. people. com. cn/n1/2021/1119/c1003-32286247. html。

孙红蕾、陈静、郑建明：《"健康中国"战略背景下的公共文化服务发展：新需求与新路径》，《图书馆论坛》2020 年第 1 期。

《国家发展改革委 住房城乡建设部关于印发〈"十三五"全国城镇生活垃圾无害化处理设施建设规划〉的通知》，中华人民共和国发展和改革委员会网站，2016 年 12 月 31 日，https：//www. ndrc. gov. cn/xxgk/zcfb/ghwb/201701/t20170122_962225. html？ code=&state=123。

《教育资源》，南昌市人民政府网站，2022 年 7 月 2 日，http：//www. nc. gov. cn/ncszf/gjjy/2021_wztt. shtml。

王文姬、王冉：《公共文化服务如何提升城市创新能力？——来自中国城市的经验证据》，《学习与探索》2022 年第 9 期。

《全面提升公共文化服务水平 推进公共文化高质量发展》，首都文明网，2022年9月6日，https：//www.bjwmb.gov.cn/pinglun/10007677.html。

张航、丁任重：《实施"强省会"战略的现实基础及其可能取向》，《改革》2020年第8期。

王红茹：《强省会该不该成为趋势 哪些城市需做大做强？哪些不能"一城独大"?》，《中国经济周刊》2022年第15期。

《2021年中国环境噪声污染防治报告》，中华人民共和国生态环境部网站，2021年6月17日，https：//www.mee.gov.cn/hjzl/sthjzk/hjzywr/202106/t20210617_839391.shtml。

《京津冀及周边地区"十四五"大气污染防治策略研究》，能源基金会网站，https：//www.efchina.org/14FYP-zh/Reports-zh/report-cemp-20220305-5-zh。

《河北省人民政府关于印发河北省生态环境保护"十四五"规划的通知》，河北省人民政府网站，2022年1月12日，http：//info.hebei.gov.cn/hbszfxxgk/6898876/7026469/7026511/7026505/7034547/index.html。

田超：《首位城市过大是否阻碍省域经济协调发展——基于中国省级面板数据的实证分析》，《中国人口·资源与环境》2015年第10期。

沈亚平、陈建：《从建设到治理：公共文化服务体系优化的基本逻辑》，《湖北社会科学》2017年第4期。

李国新：《推动普惠性非基本公共文化服务发展》，《图书情报知识》2022年第5期。

郭灼：《守护民众"宁静权"须多方合力》，《人民论坛》2020年第26期。

付莎：《创新型社会生活噪声污染防治体系构建研究》，《中国环境管理》2022年第4期。

李牧耘等：《京津冀区域大气污染联防联控机制：历程、特征与路径》，《城市发展研究》2020年第4期。

李昕：《从城市群发展谈区域污染协同防治——以京津冀为例》，《环境保护》2020年第5期。

《推动环保公众参与 创新环境治理模式——解读〈关于推进环境保护公众参与的指导意见〉》，中华人民共和国生态环境部网站，2014年7月31日，https：//www.mee.gov.cn/ywdt/hjnews/201407/t20140731_280717.shtml。

健康中国研究（第二辑）

第 65~96 页

健康中国建设的健康生活能力评估研究

李宁宇*

摘　要　本文对我国 80 个地级及以上城市的健康生活水平做出全面综合评价。结果表明，近年来我国健康生活水平改善工作虽然取得显著成效，但仍存在一些难点、痛点亟待解决。区域健康生活水平发展不平衡、城市基础设施建设不足、食品安全监管不力、居民社会参与水平有待提升等挑战阻碍了城市健康生活水平的提高。因此，在推动我国健康生活改善能力提升的过程中，应调动多元社会主体参与城市健康生活水平的提升，系统提高城市基础设施供给能力，强化食品安全监管，积极引导区域经济优化升级和城市健康生活水平建设，以促进我国各城市健康生活改善能力持续提升。

关键词　健康生活　基础设施　食品安全　社会参与

一　健康生活水平评价的意义

推进健康中国建设，是全面提升中华民族健康素质、实现人民健康与经济社会协调发展的国家战略，是积极参与全球健康治理、履行 2030 年可持续发展议程国际承诺的重大举措。而健康生活水平

---

* 李宁宇，武汉大学公共卫生学院、武汉大学人口与健康研究中心。

的改善是提高人民健康素质、促进健康中国建设的重要基石。在"十四五"时期，提升居民健康生活水平是推动健康中国建设的重要途径，也是新时代卫生健康事业发展的思想指南和实践遵循。健康生活是指有益于健康的生活环境和设施，居民健康生活水平主要体现在居民的日常衣食住行等方面。进行健康生活水平评估的意义具体阐述如下。

第一，发掘不同地域健康生活水平改善过程中的经验，促进各城市交流学习、查漏补缺，稳步推进我国健康生活水平的均衡发展，并形成可复制、可推广的改善健康生活水平的模式。第二，健康生活水平评价指标体系的建立，可为爱国卫生运动中相关考核指标提供参考，推动爱国卫生运动全面深入开展，二者相辅相成，有益于提高我国健康生活水平，促使我国开启全面健康水平提升的新征程。第三，将健康生活水平数据化，全面掌握我国健康生活水平发展进程，发现环境治理过程中存在的问题和短板，有针对性地提出对策建议，有利于我国经济在资源节约型、环境友好型社会建设中实现绿色发展。

二　健康生活维度评价体系的构建

2021年3月30日，健康中国行动推进委员会发布《关于印发健康中国行动监测评估实施方案和健康中国行动监测评估指标体系（试行）的通知》，该评估指标体系针对现阶段我国健康事业发展中的主要问题和影响因素，遵循相关性、有效性和可靠性原则，强调秉持"大卫生、大健康"理念，实施"将健康融入所有政策"策略，坚持"共建共享"，发挥政府、社会和个人的责任，共同应对我国发展中的健康问题。该指标体系包括12个二级指标64个三级指标，能较为客观地反映我国健康中国建设工作的总体进展情况。其中，与健康生活相关的指标包括居民健康素养水平、生活饮用水水质达标率等。

结合健康中国行动监测评估指标体系的构建以及相关研究，本文主要从以下五个部分对健康生活水平进行监测评估：第一部分是生活优化，在指标选择上的重心是城市公共厕所平均设置密度、公共供水普及率、国家卫生县城（乡镇）占比；第二部分是食药安全，选取的指标有食品抽样检验批次/千人、药品监督抽检不合格产品数/千万人；第三部分是公共交通，选取的指标为人均城市道路面积、每万人拥有公共汽车数；第四部分是健康素养，选取的指标为居民健康素养水平；第五部分是社会参与，关注的指标涵盖每万常住人口卫生健康相关社会组织数量、每万常住人口卫生事业类志愿团体数量。各项指标的具体解释如下。

（一）生活优化

国家健康水平的提高需要相关的基础设施，还需要有相应的规划和优化路径。合理配置城市卫生设施与居民生活水平直接相关，并切实影响居民体验。城市生活优化水平体现了城市资源供给水平，能够反映公共资源满足居民需求的能力。本文主要围绕现阶段我国各个城市卫生设施配置及国家卫生县城（乡镇）建设现状来选取指标，内容包括公共厕所、公共供水及国家卫生县城（乡镇）三个方面，具体反映各城市的生活优化水平。具体三级指标如下。

（1）城市公共厕所平均设置密度（单位：座/公里^2）：城市建成区单位面积内独立式和附属式公共厕所数量。其计算方法为：城市建成区内独立式和附属式公共厕所总数/城市建成区面积。

（2）公共供水普及率（单位：%）：公共供水普及人口数与城市总人口比，是用来反映城市公共供水覆盖范围内城市公共供水普及性与便捷性的平均水平的指标。其计算方法为：公共供水普及人口数/城市总人口×100%。

（3）国家卫生县城（乡镇）占比（单位：%）：已创建成的国家卫生县城（乡镇）占市域范围内县、自治县和乡镇级区划总数的比例。其计算方法为：$\left(\dfrac{\text{国家卫生县城个数} + \text{国家卫生乡镇个数}}{\text{县、自治县级区划总数} + \text{乡镇级区划总数}}\right) \times 100\%$。

（二）食药安全

保障食品和药品安全是建设健康中国、增进人民福祉的重要内容，是以人民为中心发展思想的具体体现。居民的衣食住行都需要得到安全保障，其中，食药安全与居民对日常生活的满意度和幸福感有关。良好的食品和药品安全状况能为居民生活提供基础保障，因此，提高食药安全水平对改善我国健康水平有重要意义，这一维度使用食品和药品的抽检情况来进行综合考评。具体三级指标如下。

（1）食品抽样检验批次/千人（单位：批次/千人）：指每千名常住人口食品抽样检验批次数。其计算方法为：年末辖区内组织食品抽样检验批次数/（年末常住人口数÷1000）。

（2）药品监督抽检不合格产品数/千万人（单位：个/千万人）：本地区每千万人年末药品监督抽检不合格产品数。其计算方法为：本地区药品监督抽检不合格产品数/（年末常住人口数÷10000000）。

（三）公共交通

近年来，我国城市公共交通得到快速发展，基础设施建设运营成绩显著，人民群众出行更加方便，但随着我国城镇化加速发展，公共交通发展面临新的挑战。公共交通具有集约高效、节能环保等优点，优先发展公共交通是缓解交通拥堵、转变城市交通发展方式、提升人民群众生活品质、提高政府基本公共服务水平的必然要求，是构建资源节约型、环境友好型社会的战略选择。本文选择公共交通设施指标来反映其发展情况。具体三级指标如下。

（1）人均城市道路面积（单位：米^2/人）：城市人口人均占用道路面积的大小，以城市道路总面积与城市非农业人口数之比表示，最能综合反映一个城市交通的拥挤程度。其计算方法为：城市道路总面积/城市非农业人口数。

（2）每万人拥有公共汽车数（单位：辆/万人）：本地区每万人拥有的公共汽车数。其计算方法为：全市公共交通车辆标台数/（城市总人口数÷10000）。

（四）健康素养

健康素养水平是居民改善健康生活能力的重要决定因素，受到政治、经济、文化、教育等因素的影响和制约，是经济社会发展水平的综合反映。提高公众健康素养可以有效减少健康不公平，显著降低社会成本，并极大地改变慢性病患者健康结果。因此，居民健康素养评价指标被纳入国家卫生事业发展规划，成为综合反映国家卫生事业发展的评价指标。具体三级指标如下。

居民健康素养水平（单位：%）：具备基本健康素养的人在监测人群中所占的比例。其计算方法为：具备基本健康素养的人数/监测人群总人数×100%。

（五） 社会参与

共建共享是建设健康中国的基本路径。坚持政府主导与调动社会、个人的积极性相结合，推动人人参与、人人尽力、人人享有，落实预防为主，推行健康的生活方式，才能更好地实现全民健康。社会组织和志愿服务人员参与社区防灾救灾、卫生健康、精神障碍患者社区康复等工作，有利于促进社区综合治理水平和居民健康水平的提高。居民的社会参与水平可以通过他们参与的社会组织和志愿服务情况来反映。具体三级指标如下。

（1）每万常住人口卫生健康相关社会组织数量（单位：个/万人）：每万名常住人口拥有卫生健康相关的社会组织的数量。其计算方法为：卫生健康相关社会组织数/（年末常住人口数÷10000）。

（2）每万常住人口卫生事业类志愿团体数量（单位：个/万人）：每万名常住人口拥有卫生事业类志愿团体的数量。其计算方法为：卫生事业类志愿团体数/（年末常住人口数÷10000）。

根据熵权法得到各指标权重，将以上 10 个三级指标按照指标体系架构进行汇总，构建得到健康生活水平评价指标体系及权重（见表 1）。

表 1　健康生活水平评价指标体系及权重

二级指标	二级指标权重	三级指标	三级指标权重	指标性质
生活优化	0.064	城市公共厕所平均设置密度（座/公里^2）	0.024	正向
		公共供水普及率（%）	0.002	正向
		国家卫生县城（乡镇）占比（%）	0.039	正向
食药安全	0.033	食品抽样检验批次/千人（批次/千人）	0.031	正向
		药品监督抽检不合格产品数/千万人（个/千万人）	0.002	负向

二级指标	二级指标权重	三级指标	三级指标权重	指标性质
公共交通	0.028	人均城市道路面积（米²/人）	0.008	正向
		每万人拥有公共汽车数（辆/万人）	0.020	正向
健康素养	0.014	居民健康素养水平（%）	0.014	正向
社会参与	0.061	每万常住人口卫生健康相关社会组织数量（个/万人）	0.017	正向
		每万常住人口卫生事业类志愿团体数量（个/万人）	0.043	正向

资料来源：评价数据主要为统计数据和调查数据，来源于统计年鉴、各级部门和地方公开发布的数据，通过工作系统上报的传统统计数据，有关单位组织开展的调查数据等，包括但不限于《2021年中国卫生健康统计年鉴》《2021年中国城市统计年鉴》《2021年中国城市建设统计年鉴》，被评价城市2020年国民经济和社会发展统计公报、有关年鉴等公开发布数据。

三　健康生活水平维度评价结果

本文使用综合评价方法得到 80 个城市健康生活水平维度的权重和得分，并对其根据得分高低进行排名。首先，描述健康生活水平维度总体情况，并根据区域（东部、中部、西部、东北地区）、城市群（京津冀、长三角、珠三角、其他城市群）和行政区划（计划单列市、直辖市、省会城市、其他一般地级市）的隶属情况，分别进行加总评分，对其进行分区域、城市群和行政区划排名，而后，根据各维度下 80 个城市的区域、城市群隶属和城市类别展开分析和评价。

（一）健康生活水平维度总体现状与特点分析

1. 我国各城市健康生活的整体水平一般，部分城市的健康生活水平仍有较大提升空间

我国各城市健康生活的整体水平一般。被评估的 80 个城市平均得分为 44.60 分，标准差为 14.85 分，得分最高者和得分最低者之间相差 82.73 分，变异系数为 33.30%，均显示城市间的得分差距较大，这表明我国各城市在健康生活水平方面的发展参差不齐。60 分以下的城市占比为 86.25%，60~70 分的城市占比为 6.25%，70 分以上的城市占比为 7.5%，说明我国健康生活总体水平还有较大提升空间，部分城市情况不容乐观，推动我国健康生活水平改善和发展任重道远。

表 2 为健康生活水平得分排名前十的城市。由表 2 可以看出，分布在东部沿海地区的上海、珠海、深圳、东莞、厦门、海口等城市表现突出。《北京健康城市建设研究报告（2021）》的数据显示，2020年，北京市居民健康素养水平达到 36.4%，市民体质和健身意识普遍提升，以"15 分钟健身圈"为基础的立体全民健身设施格局得到全面完善，在城市社区的覆盖率达到 100%，城市健康生活水平名列前茅。中西部地区的合肥市、贵阳市、芜湖市、乌鲁木齐市、南阳市和阜阳市的健康生活水平明显低于其他城市，得分均在 30 分以下。

表 2　健康生活水平得分排名前十的城市

单位：分

排名	城市	得分
1	北京	100.00
2	上海	75.64
3	珠海	74.02
4	深圳	72.25
5	东莞	72.21
6	厦门	71.11
7	鄂尔多斯	66.00
8	海口	65.67
9	包头	63.03
10	莆田	62.57

2. 各个地区间健康生活水平差异明显，得分呈现中部凹陷的情况

依据区域划分标准，将被评估城市所属地区的健康生活水平相关情况进行整理，可以看出，各区域的健康生活水平得分存在一定的差异，区域得分均值介于 35 分和 49 分之间（见表 3）。东部地区在城市健康生活水平方面得分较高，北京一枝独秀，上海、珠海、深圳和厦门等沿海城市表现抢眼，其得分在众多城市中遥遥领先。但是，东部地区城市健康生活水平的内部差异明显，城市间健康生活水平不均衡等现象比较显著。

表3 分地区健康生活水平得分情况

单位：分，%

数值	东部地区	中部地区	西部地区	东北地区
均分	48.29	35.34	43.35	40.73
变异系数	34.07	28.13	27.09	15.17

东部、中部、西部、东北地区内部健康生活水平得分差异情况不同（见图1）。综合变异系数分析，区域内差异呈现东部、中部、西部、东北地区递减趋势。东北地区得分的变异程度相对较小，这说明东北地区在健康生活水平改善方面的工作目前已基本得到落实。以黑龙江省为例，该省高度重视推进实施"健康龙江行动"，推出16项健康促进行动，加快推进健康治理体系和治理能力现代化，较好地适应黑龙江省群众不断升级的健康需求，通过几年努力，黑龙江省居民健康素养水平提高1倍以上，主要健康生活指标均优于全国平均水平，健康生活水平改善日见成效。

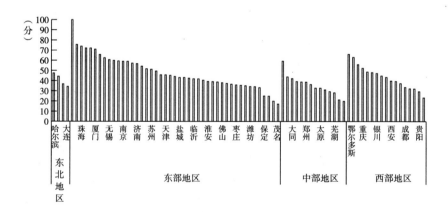

图1 区域内部城市间健康生活水平得分差异情况

3. 京津冀、长三角、珠三角三大城市群的健康生活水平明显高于其他城市，其中京津冀城市群的内部差异突出

表4是以城市群划分得到的长三角、珠三角、京津冀城市群以及其他城市的健康生活水平得分情况。其中，珠三角城市群得分均值居首位，达到50.69分。三大城市群的健康生活水平得分均值均高于其他城市，表现出较为明显的地区优越性。图2显示，京津冀城市群地区虽然

整体情况较好，但其内部健康生活水平悬殊，变异系数亦最高，为53.83%。其中，河北省保定市的得分为12.72分，明显滞后于京津冀其他城市的健康生活水平，也说明了河北省部分城市的健康生活水平与北京市和天津市的差距较大，京津冀协同发展仍未完全实现。

表 4　分城市群健康生活水平得分情况

单位：分，%

数值	京津冀城市群	长三角城市群	珠三角城市群	其他城市
均分	45.94	48.84	50.69	42.29
变异系数	53.83	26.37	37.96	30.22

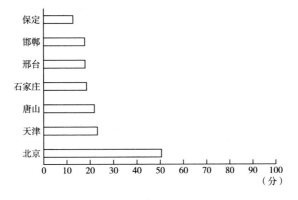

图 2　京津冀城市群内部健康生活水平得分情况

2019年3月，中国发展研究基金会发布的《中国城市群一体化报告》中的数据表明，2006~2015年，12个城市群GDP占全国GDP的比重从70.56%上升至82.03%，年均增长超过1个百分点。所有城市群经济占全国经济份额均有所提升，反映出经济活动向城市群集中的趋势。与之对应，与居民健康生活水平紧密相关的健康生活资源和设施也在这些城市群集聚，并与其他一般地级市形成鲜明对比。

4. 直辖市和计划单列市的健康生活水平明显好于其他城市

由表5可知，直辖市的健康生活水平要明显好于其他城市。图3关于不同行政区划城市健康生活水平得分的情况亦可说明这一点。具体而言，直辖市健康生活水平突出，其平均分处于绝对高位，达到68.44分，高于其他行政区划城市的健康生活水平得分均值和总体平均得分。直辖市在全国的政治、经济、科学、文化、交通等方面具有重要地位，拥有更加丰富的健康资源和更加完善的健康设施配置体系，有助于其进一步改善健康生活水平。

表5   分行政区划健康生活水平得分情况

单位：分,%

数值	直辖市	计划单列市	省会城市	其他一般地级市
均分	68.44	52.44	42.75	42.67
变异系数	36.00	34.08	26.20	32.28

与之类似，计划单列市集聚了本省内大部分的优质健康资源。计划单列市的健康生活水平得分均值为52.44分，明显高于其他一般地级市的得分均值，也高于总体平均得分。其中，深圳市表现突出，该市深入贯彻实施《广东省爱国卫生工作条例》，全面推进卫生整治，人居环境面貌显著优化，城市健康生活水平明显提升，2020年深圳市社区居民健康素养水平达到44.87%，较2019年的31.74%提升了13.13个百分点。

此外，从表5和图3可以看出，直辖市健康生活水平得分的内部差异较大，北京市的得分为100.00分，而天津市的得分为45.77分。得分内部差异最小的是省会城市，变异系数为26.20%，得分非常接近，与平均值差距较小。省会城市和其他一般地级市的得分均值低于总体平均得分。

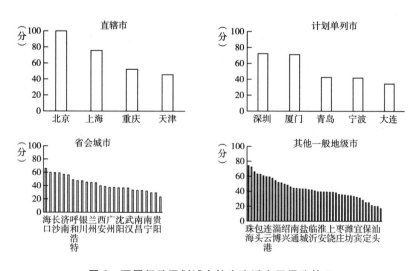

图3   不同行政区划城市健康生活水平得分情况

（二）健康生活水平各维度状况分析

1. 生活优化维度有待完善，城市之间得分悬殊

生活优化水平与城市的卫生情况息息相关，是提升城市人居环境的重要基础，完善的生活优化设施有利于提升民众的生活满意度，从而促进全社会健康水平的改善。总体而言，各个城市在健康生活水平中的生活优化得分还有较大进步空间，80 个被评估城市的平均得分为30 分。其中，东莞市生活优化维度的得分居于首位，达到 100.00 分（见表6），汕头市和茂名市的得分不够理想。可以看到，广东省内生活优化维度得分差距较大，有深圳、广州、佛山、东莞、中山和珠海这样的"珠三角明珠"，也有粤东（梅州、揭阳）、粤西（湛江、茂名）和粤北（韶关、清远）这些生活优化水平相对落后的地区。

表 6 健康生活水平中生活优化得分排名前十的城市

单位：分

排名	城市	得分
1	东莞	100.00
2	无锡	66.18
3	呼和浩特	65.38
4	徐州	63.58
5	包头	63.49
6	上海	58.15
7	天津	56.93
8	苏州	52.46
9	绍兴	51.48
10	北京	49.47

由图 4 可知，从生活优化维度的三项具体指标来看，该维度的得分并不尽如人意，需要有针对性地提高部分城市的生活优化水平。如就其具体指标"城市公共厕所平均设置密度"而言，本次被评估城市的公共厕所平均设置密度均值为 2.34 座/公里^2，按照现行国家标准《城市环境卫生设施规划标准》（GB/T 50337-2018）的规定，城市居住用地公共厕所设置密度应为 3~5 座/公里^2，公厕配置情况与国家标

准略有差距。这主要是由于公厕建设分布不合理，虽然近年来城市范围内公厕数量得到了一定提升，但城乡发展不平衡，大部分城市乡镇范围内公厕严重短缺，部分公厕位于人流量稀少、位置较为偏僻的区域，而真正人流量大和交通量集中的区域却未有效配置公厕。

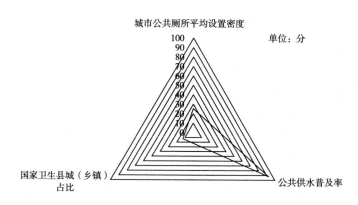

图4 生活优化维度三级指标得分情况

（1）东部、中部、西部及东北地区生活优化得分的差异明显

由图5可知，东部、中部、西部和东北地区在健康生活水平方面的生活优化维度有明显差异。其中，东部地区的平均得分最高，为32.33分，其次是西部地区和东北地区，中部地区平均得分最低。就各地区的内部差异而言，东部、中部、西部、东北地区生活优化的变异系数显示，东部和西部地区的生活优化平均水平较高，但内部波动程度较大。

（2）长三角城市群生活优化表现较理想，珠三角城市群内部分异明显

不同城市群的生活优化水平存在差异。三大城市群都是经济发展水平较高的地区，但相比之下，京津冀和珠三角城市群健康生活水平的生活优化相对不足，在该方面平均得分最高的是长三角城市群。从变异系数来看，珠三角城市群的变异系数高达95.81%，城市群内部的经济发展和生活优化水平极不均衡，"头部"和"尾部"的城市之间差异非常大，面临"最富在广东，最穷也在广东"的窘境（见图6）。

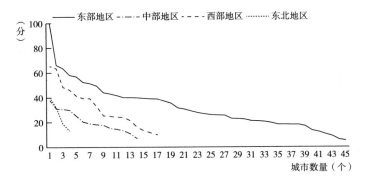

图 5　分地区生活优化得分情况

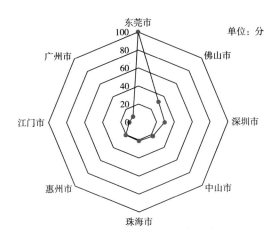

图 6　珠三角城市群生活优化得分情况

（3）直辖市的生活优化得分最高，计划单列市的区位优势没有充分显现

由图 7 可知，直辖市、计划单列市、省会城市和其他一般地级市的生活优化得分有明显差异。直辖市作为国家重点规划和发展的城市，经济发展较快，健康生活水平也较高，其在生活优化方面表现较好，平均得分为 49.32 分。计划单列市在生活优化方面表现不尽如人意，得分均值甚至低于其他一般地级市。计划单列市虽然经济发展较快，但人口密度大，卫生设施配置比较紧张，生活优化水准有待提高。

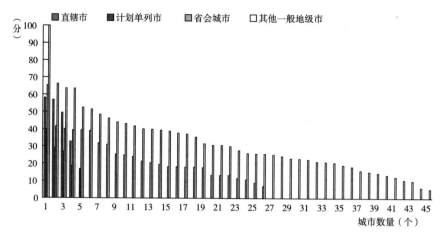

图7　分行政区划生活优化得分情况

2. 食药安全得分总体不够理想，食品安全监管问题应引起重视

食药安全是与居民身体健康紧密联系的问题，只有提供数量充足、质量优良的食品和药品，才能为民众提供更好的健康保障，进而促进全民健康生活水平提高。本次评估结果显示，各城市总体食药安全的得分水平一般，平均分仅为 27.83 分，标准差为 21.73 分。本次评估结果呈现低分集聚的特点，仅有珠海、长沙、海口、银川和厦门等市的得分在 70 分以上。其中，珠海市在食品安全方面表现亮眼，2021 年 3 月，珠海市被广东省食品安全委员会授予"广东省食品安全示范城市"；11 月，被国务院食品安全办正式列为第四批国家食品安全示范创建推荐城市，是值得学习借鉴的样板城市。

表7　健康生活水平中食药安全得分排名前十的城市

单位：分

排名	城市	得分
1	珠海	100.00
2	长沙	95.12
3	海口	88.37
4	银川	75.36
5	厦门	71.96
6	昆明	63.31
7	上海	62.09

排名	城市	得分
8	中山	59.43
9	深圳	58.96
10	哈尔滨	56.14

由图 8 可知，就食药安全的两个具体指标来看，存在重视药品安全监管而轻视食品安全监管的现象。"十三五"时期，我国药品监管能力得到全面提升，专兼结合、素质优良的药品检查员队伍加快建成。药品监管国际化水平也得到显著提升，中国国家食品药品监督管理总局当选国际人用药品注册技术协调会管委会成员，中国作为国际医疗器械监管机构论坛主席国成功举办两次国际医疗器械监管机构论坛，并全面参与国际化妆品监管联盟工作。而在食品监管方面，还存在监管能力和力度尚难适应需要的问题，监管体制机制仍需完善，监管手段、技术支撑等仍需加强。

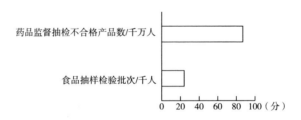

图 8　食药安全维度三级指标得分情况

（1）食药安全得分的地区差异较大，西部地区的食药安全得分较低

由图 9 可知，不同地区食药安全得分存在差异。在食药安全方面，各地区平均得分表现出"东部—中部—西部—东北"依次递减的阶梯形趋势。东部地区平均得分最高且差异系数最大，区域内城市食品监管和药品监管的相关得分均高于其他地区，这与东部地区较强的基层监管能力有关。各级食药安全监管机构业务用房、执法车辆、执法装备配备均已实现标准化，极大地满足了监督执法需要。而西部和东北地区食药监管上的人力和物力资源相对匮乏，导致监管效果不理想。

（2）京津冀城市群食药安全得分有待提高

由图 10 可知，三大城市群在食药安全上的得分有显著差异。珠三

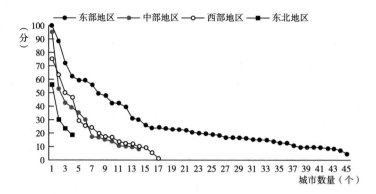

图 9　分地区食药安全得分情况

角城市群的食药安全平均得分最高，其他一般地级市和长三角城市群位居其次，京津冀城市群平均得分最低。京津冀三地在过去近 20 年间围绕食品药品安全监管跨区域协作及其一体化进程开展了一系列卓有成效的政策探索，但也要看到，出于各种原因，其中仍然存在不少问题。一方面，尽管京津冀一体化监管实践已经持续了近 20 年之久，但合作关系仍然局限在区域行政协议的层面，未能进入区域协作立法和区域行政规划等更高层级和更具强制力的合作层次；另一方面，尽管早在 2015 年就有学者建议"构建京津冀区域食品安全协同治理委员会专门机构"，但截至目前，三地区域性组织仅存在于食安委主任出席的联席会议联动协作领导小组及临时性联合执法组织层面，一体化监管体系尚未建立。

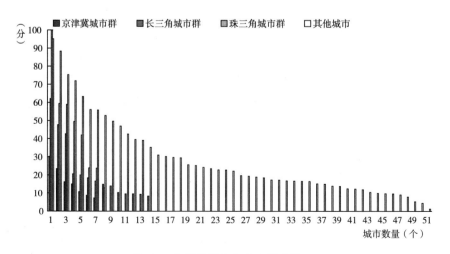

图 10　分城市群食药安全得分情况

（3）省会城市的食药安全整体得分较高且较为均衡

由图11可知，省会城市在食药安全方面的得分较高，长沙、海口、银川和昆明的得分均高于60分。其中，长沙市得分为95.12分。自2015年9月长沙被列为第二批创建国家食品安全示范城市试点以来，长沙市文明办协助推进食品安全监管工作，在不断的探索与实践中，全市食品安全水平得到大幅提升。2018年以来，国家、湖南省对长沙市食品安全评价性抽检合格率超过98%，全市未发生重大及以上食品安全事故，多年获评全省食品安全工作评议考核A级单位，在市级自评中食品安全总体满意度达80.56分，在食品安全监管方面成绩卓著。

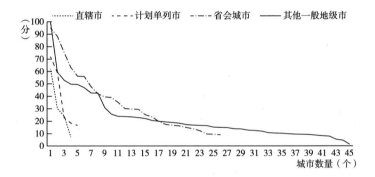

图11　分行政区划食药安全得分情况

3. 公共交通得分表现一般，城市公共交通建设有待加强

公共交通设施是为居民提供出行服务的物力基础，只有拥有数量充足、质量优良、分布合理的城市道路和公共交通设施，才能为民众提供更好的出行体验。本次评估结果显示，各城市总体公共交通的得分水平一般，平均分仅为31.78分，标准差为13.96分。其中，深圳市"一枝独秀"，得分高居榜首（见表8）。"十三五"期间，深圳市公共交通发展注重补短板、增效率、促协调，日均公共交通客运量突破1000万人次，荣获首批"国家公交都市建设示范城市"称号，公共交通运力水平和基础设施建设发展速度名列前茅。

表 8 健康生活水平中公共交通得分排名前十的城市

单位：分

排名	城市	得分
1	深圳	100.00
2	长沙	64.12
3	乌鲁木齐	58.45
4	包头	55.66
5	南京	55.11
6	珠海	48.82
7	北京	48.71
8	济南	47.41
9	青岛	46.20
10	天津	45.12

由图 12 可知，公共交通的两个具体指标得分均不理想，80 个城市的人均城市道路面积和每万人拥有公共汽车数的得分分别为 30.07 分和 20.88 分。我国公共交通整体发展水平不高，许多城市虽然公交线网已基本覆盖市区主干道，但由于承运比例、服务水平、营运水平等方面的不足，以及存在公交吸引力不强、出行分担率较低等问题，公共交通发展现状不容乐观。

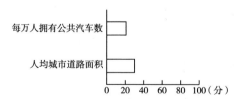

图 12 公共交通维度三级指标得分情况

（1）各地区公共交通发展现状差异明显

从图 13 可以看出，东部地区的 1 个城市（深圳市）得分领跑全国，为 100.00 分。除此以外，其余城市的得分均低于 60 分，同为东部地区的唐山市，得分只有 20.68 分，排名第 64 位。中部地区城市中，仅长沙市和武汉市的得分较为突出，其余城市得分均低于 40 分。被评估的 17 个西部城市中，4 个城市的得分高于 40 分，而剩余 13 个城市的得分均较低。东北地区受到经济发展水平和气候条件等因素的影响，公共交通基础设施建设进程相对较慢。

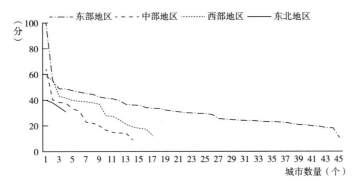

图 13　分地区公共交通得分情况

（2）珠三角城市群的公共交通配置较为完备

由图 14 可知，三大城市群在健康生活水平中的公共交通方面得分存在较大差异。其中，珠三角城市群的平均得分最高，深圳市的得分显著地拉高了该城市群的平均得分。从各城市群的内部情况来看，珠三角城市群的公共交通得分内部差异较大，深圳市的得分为 100 分，而江门市的得分为 22.99 分。京津冀城市群各城市的公共交通得分水平变动范围亦相对较小，但平均得分较低，在京津冀协同发展的过程中，还存在城市快行交通与慢行交通衔接不畅、换乘困难等问题，三地公共交通的协同发展还有较大空间。

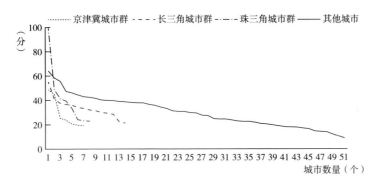

图 14　分城市群公共交通得分情况

（3）计划单列市的公共交通设施配置比较完善

由图 15 可知，直辖市与计划单列市、省会城市以及其他一般地级市在公共交通配置方面存在显著差异。具体而言，计划单列市的公共交通平均得分为 53.46 分，显著高于其他城市，其中深圳市得分达到 100分。深圳市是粤港澳大湾区四大中心城市之一，也是国家物流枢纽、国际性综合交通枢纽，公共交通基础设施的建设和配置都比较完善。

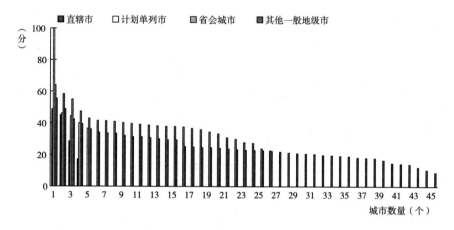

图 15　分行政区划公共交通得分情况

4. 健康素养水平有较大上升空间

国家卫健委数据显示，2021 年中国居民健康素养水平达到 25.40%，城市居民健康素养水平为 30.70%，农村居民为 22.02%，东部、中部、西部地区居民健康素养水平分别为 30.40%、23.83%、19.42%。本次评估结果显示，各城市健康素养水平得分一般，平均分为 33.20 分，标准差为 19.76 分。深圳市"一枝独秀"，健康素养得分为 100.00 分，苏州市、南京市、杭州市、绍兴市和上海市等长三角城市居民健康素养水平较高。西部的西安市、乌鲁木齐市、西宁市和东部的保定市得分垫底。

表 9　健康生活水平中健康素养水平得分排名前十的城市

单位：分

排名	城市	得分
1	深圳	100.00

续表

排名	城市	得分
2	苏州	79.56
3	南京	78.66
4	杭州	76.24
5	北京	70.70
6	绍兴	69.60
7	上海	67.83
8	常州	61.71
9	宁波	59.67
10	温州	56.17

（1）东部地区的健康素养水平得分较高，西部地区的健康素养水平有待提升

从图16可以看出，各地区健康素养水平平均得分呈现明显的阶梯形差异，东部地区平均得分最高，中部地区和东北地区次之，西部地区平均得分最低。东部地区的深圳市得分领跑全国，《深圳市居民健康白皮书（2021年度）》的数据显示，2021年深圳市居民健康素养水平提升至45.98%，处于全国领先地位。被评估的中部地区城市中，郑州市和合肥市的得分较为突出。2021年，郑州创新健康管理模式入选健康中国行动典型经验案例，居民健康素养水平达到32.90%。2021年合肥的居民健康素养水平达到28.57%，比全国平均水平高出约3个百分点。中、东部地区城市的居民健康素养水平普遍高于西部和东北地区，而且保持稳步上升的良好态势。

（2）京津冀城市群的健康素养水平有待提高

由图17可知，三大城市群在健康生活水平中的健康素养水平方面平均得分存在较大差异。其中，京津冀城市群的平均得分低于长三角城市群和珠三角城市群。从各城市群内部情况来看，京津冀城市群的健康素养水平内部差异较大，河北省各市的居民健康素养水平明显低于京津两市，导致整体健康素养得分不理想。长三角和珠三角城市群的居民健康素养水平较高。在长三角城市群，2020年上海市居民健康素养水平达到35.57%，是2008年第一次开展监测评估时居民

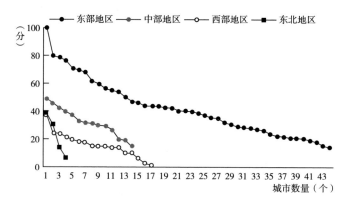

图 16 分地区健康素养水平得分情况

健康素养水平的 5.1 倍，居全国领先水平，创历史新高并实现 13 年
"连升"。在珠三角城市群，深圳市得分领先，2019 年居民健康素养
水平达到 31.17%，提前完成了《"健康中国 2030" 规划纲要》中的
目标。

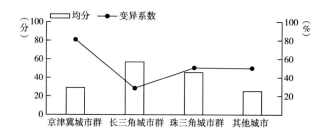

图 17 分城市群健康素养水平得分情况

（3）计划单列市和省会城市的健康素养水平位居前列

由图 18 可知，直辖市与计划单列市、省会城市在健康素养水平方
面存在显著差异。计划单列市中，深圳市的健康素养水平得分位居第
一。40 年来，深圳市的爱国卫生运动蓬勃发展，历久弥新，成效显
著，通过开展健康科普活动，健康理念和基本技能得到广泛传播，目
前深圳经常参加体育锻炼的人口比例为 43%，在全国排名前列。不同
行政区划的四类城市在健康素养方面存在较强的异质性。省会城市在

健康素养水平方面波动范围较大，内部差异较为明显。同为省会城市，位于东部、中部、西部不同地区的省会城市健康素养水平差异较大，经济发展水平对于城市健康素养水平的提升有显著影响。

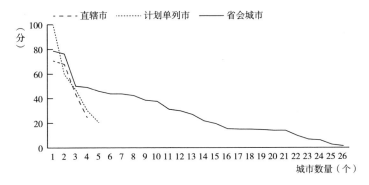

图18　分行政区划健康素养水平得分情况

5. 居民社会参与水平亟待提升

积极的社会参与有利于提升居民的社会融入程度，从而建立较好的社交网络并促进健康生活水平的提高。评估结果显示，各城市居民社会参与的总体得分水平较低，平均分仅为23.73分，标准差为16.81分。从表10可知，北京市得分最高，为100.00分，仅有北京和莆田两个城市得分在60分以上。《北京社会发展报告（2021~2022）》的相关内容表明，党的十八大以来，北京市坚持党建引领超大城市治理，探索出了一条具有首都特点的共建共治共享的超大城市基层治理模式。2021年北京市社会组织总量超过1.2万个，街道（乡镇）备案的社区社会组织近6万家，业务范围涉及文化、教育、体育、卫生、工商服务、生态环境等多个领域。全市实名注册志愿者超过443.6万人，约占常住人口的两成。北京市居民社会参与水平明显提升。

表10　健康生活水平中社会参与得分前十的城市

单位：分

排名	城市	得分
1	北京	100.00
2	莆田	61.35

续表

排名	城市	得分
3	淄博	55.97
4	鄂尔多斯	50.49
5	福州	48.94
6	常州	47.92
7	重庆	47.86
8	惠州	47.13
9	襄阳	45.07
10	绵阳	44.48

从社会参与的两个具体指标来看，其得分均不够理想。由图 19 可知，80 个城市的每万常住人口卫生健康相关社会组织数量和每万常住人口卫生事业类志愿者团体数量指标的得分分别为 26.21 分和 17.20 分。从我国已有的社会治理实践来看，公民社会参与能力还有大幅提升的空间。《中国社会组织报告（2018）》的数据显示，虽然 2017 年我国社会组织已达 80.3 万个，较上年增长 14.3%，增速创 10 年新高，但我国社会组织的总体贡献和参与人数还远远低于世界平均水平。根据对世界 22 个国家的调查，社会组织总支出占国内生产总值比重的平均水平为 4.6%，参与过社会组织的人数比例平均水平为 28%。而我国社会组织总支出仅占国民生产总值的 0.35%，提供志愿服务的人数不到总人口的 1%。

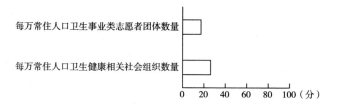

图 19　社会参与维度三级指标得分情况

（1）东部地区的社会参与得分较高

从图 20 可以看出，东部地区社会参与平均得分最高，为 26.38 分，西部地区和东北地区次之，中部地区平均得分最低。相较而言，东北地区城市之间的社会参与情况差异较小，变异系数最低，为 54.94%，而东部和中部地区的变异系数分别为 68.48% 和 77.65%。东部地区的北京市得分领跑全国，为 100.00 分。被评估的中部地区城市中，襄阳市的得分较为突出，居民社会参与水平较高。

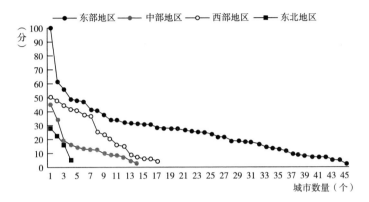

图 20　分地区社会参与得分情况

（2）珠三角城市群的社会参与水平有待提升

由图 21 可知，三大城市群在健康生活水平中的社会参与方面得分存在较大差异。其中，京津冀城市群的平均得分最高，为 36.08 分，北京市的得分显著拉高了该城市群平均得分。长三角城市群和珠三角城市群的平均得分相对较低，分别为 21.47 分和 15.84 分。从各城市群的内部情况来看，珠三角城市群的社会参与水平内部差异较大，惠州市的得分为 47.13 分，而东莞市的得分仅为 2.50 分。近年来，珠三角城市群在推进地方民主政治建设方面做了大量开创性工作，如开展网络问政、推进居（村）民自治、强化权力监督、创立民主协商规程、引导社会组织参与等，在民主理论与实践两个层面取得了开创性成果。但我们也注意到，受民众社会参与诉求与参与能力和技术不匹配等因素的影响，民众的社会参与水平与实效仍滞后于经济社会发展要求。

（3）直辖市的社会参与得分表现良好

由图 22 可知，直辖市与计划单列市、省会城市以及其他一般地级市在社会参与方面得分有显著差异。具体而言，直辖市的社会参与平均得分为 46.83 分，北京市得分达到 100 分。计划单列市的社会参与平均得分为 22.09 分，而省会城市的得分普遍较低，其平均得分为 18.40 分，说明省会城市需要进一步提高居民社会参与水平。除了上

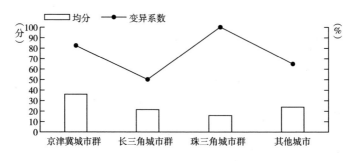

图 21　分城市群社会参与得分情况

述提到的平均得分外，直辖市在社会参与方面得分波动范围较大，内部差异较为明显。直辖市中得分最高和最低的分别是北京市和天津市。

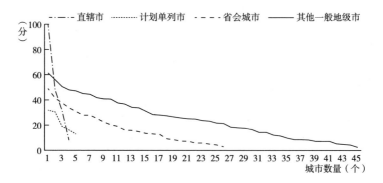

图 22　分行政区划社会参与得分情况

四　健康生活水平维度存在的主要问题

近年来，随着国家对居民健康生活的重视，全国各个城市的健康生活水平都得到了显著提升，但是从以上分析结果可以看出，各个城市在健康生活的改善过程中仍存在许多问题，具体表现在以下几个方面。

（一）健康生活总体水平有待提升，不同区域改善健康生活能力差异明显

随着我国社会经济的发展和人民生活水平的提高，民众对于健康

生活的需求越来越高。总的来说，我国改善健康生活的发展态势良好，但仍存在明显的区域发展不平衡问题，各城市健康生活改善能力不一。与长三角和珠三角城市群相比，京津冀城市群健康生活水平整体得分水平最低，在食药安全、公共交通、健康素养三个维度的得分均低于长三角和珠三角城市群。从具体数据来看，京津冀城市群得分的内部差异较大。我国于 2018 年发布的《京津冀协同发展规划纲要》提出该区域整体定位要体现三省市"一盘棋"的思想，突出了功能互补、错位发展、相辅相成，增强了区域整体性，促进了京津冀协同发展。但从实际情况来看，京津冀协同发展目标并未较好地实现。一方面，京津冀卫生健康服务供给水平落差较大、分布不均衡。受经济发展和财力保障水平等因素影响，河北省与京、津两市在医疗卫生和生活优化等方面的服务供给水平差距较大。另一方面，京津冀卫生健康基础设施一体化共建共享程度较低、范围较窄、方式较为单一，可挖掘的潜力和空间很大。京津冀城市群的内部发展不均衡问题制约了该区域整体健康生活水平的提高。

（二）环境卫生和公共交通基础设施数量不足、分布不均

"十三五"期间，我国城市基础设施投入力度持续加大，城市人居环境显著改善。同时，城市基础设施数量不足、分布不均的问题仍然突出。从 2020 年的数据来看，城市公共厕所平均设置密度和人均城市道路面积的得分分别为 25.20 分和 30.07 分，评估结果均不理想。在环卫设施领域，《中国城市建设统计年鉴（2020）》的数据显示，我国城市公共厕所的分布极不均匀，中西部城市的公厕供给较为充足，而东部沿海地区城市的公厕配置较为紧张。例如，包括开封、哈尔滨和平顶山在内的 13 座城市，每平方公里的公厕数量在 5 座以上；北京、上海、深圳、杭州和苏州的公厕密度均在 2 座/公里^2 以上；而广州和南京则不足 2 座/公里^2，与国家标准尚有差距。在公共交通领域，也存在明显的地区差异，西部城市的人均城市道路面积较大，而北京、上海和广州等人员密集的经济发达城市道路资源较为紧张。对于中西部地区来说，其经济发展水平虽不如东部地区，但人口密度相对较小，人口也以流出为主，基础设施的供求矛盾较小，各类资源的配置能力也较强。而对于东部地区而言，虽然其经济发展水平较高，但由于人

口密度大、城市公共交通资源供求失衡，该区域的公共交通设施配置水平并不高。

（三）食品安全的监管模式有待进一步优化

食品安全与市民的身体健康紧密相关，"十三五"期间，我国卫生健康系统不断强化食品安全标准，完善工作机制，各项工作取得明显成效。但即便如此，与食品安全相关的负面事件依然时有发生，给居民的身心健康带来伤害。从上述分析结果可以看出，我国对于食品的监管情况较差，食品抽检和安全监管工作有待进一步加强。造成这种监管难题的原因可能有以下两方面。一方面，我国在监管人员配置上还存在不足。我国每万人口监管人员配比为 1.8 人，而在美国，这一配比高达 3.6 人，监管资源基础差别明显。此外，我国食品行业中市场主体多，有证生产经营者约 1300 万户，而美国只有 105 万户，监管人员和监管对象数量差异明显，这些说明当前食品安全监督管理体系中监管人员严重不足。另一方面，我国食品安全监督管理方式较为落后。当前我国食品安全监督管理主要通过现场检查、抽样检验、查阅相关资料、查封被举报或有证据证明不符合食品安全标准的食品等方式。但这些安全监督管理方式大多属于事后管理，即便现场检查发现问题，但可能在检查之前食品就已流通到市场中，带来食品安全隐患。

（四）各城市居民社会参与水平普遍较低，健康方面社会组织和志愿团体的发展较为薄弱

城市健康生活水平的提升是深入开展爱国卫生运动的重要途径，这需要社会各个阶层的广泛参与和积极合作。健康不仅是国家和政府的责任，也是社会、市场和公众个体的责任。在新冠疫情防控过程中，社会组织和志愿团体发挥了重要作用，比如积极组织和发动社会捐赠，为疫情防控提供资金和物资支持；积极参与社区联防联控，提供应急服务；开展各种志愿服务。但从整体来看，我国社会组织和志愿团体的成长还较为艰辛，关于支持社会组织和志愿团体发展的中央和地方政策相对较少。而在美国，社会组织蓬勃发展，如今美国社会组织就业总量已达到 1050 万人，占美国就业总量的 10% 左右，远超我国现有社会组织就业总量占全国就业总量的比例。美国社会组织参与社区治

理模式强调不同机构与社会组织的共生共在，第三方力量广泛嵌入社区治理的过程中，在很大程度上促进了公民权利意识觉醒，成为公民日常生活中最重要的组成部分。与之对比，我国在提升社会组织和志愿团体的社会参与水平方面还任重道远。

五　提升健康生活水平的对策建议

（一）深入实施区域协调发展战略，促进区域间及其内部融通共赢，纾解健康生活水平发展不平衡问题

《中华人民共和国国民经济和社会发展第十四个五年规划和2035年远景目标纲要》提出要聚焦实现战略目标和提升引领带动能力，促进区域间融合互动、融通补充。据此可以从以下几方面进行改进。第一，推动京津冀城市群协同均衡发展，以点带面促进河北省健康生活水平的提高。要着重在食品安全、环境优化等领域进行升级改造和协同优化。在食品安全方面，优化应急执法协作机制，适时开展跨区域飞行检查和案件协查，协同应对食品安全突发事件。在环境优化方面，打破行政区域限制，促进绿色循环低碳发展，加强生态环境保护和治理，建立一体化的环境准入和退出机制，加强环境污染治理，推进生态保护与建设。第二，重点推动粤港澳大湾区建设，在发展中促进相对平衡。针对珠三角城市群内部健康生活水平发展不平衡的问题，结合区域实际，采取以优带劣、互利共赢的工作方针，根据本地实际情况制定适合的健康生活水平改善方案并加以执行，更好地纾解区域健康生活水平发展不平衡问题。

（二）系统提升城市基础设施供给能力，促进城市环境卫生和公共交通设施的合理规划和绿色发展

城市环境卫生和公共交通设施与居民日常生活紧密相关，为提高城市基础设施供给能力，建议从以下几方面发力。第一，加强城市公共厕所的建设和规划。应坚持"规划先行、科学布局、建改并重、方便群众"的原则，增加市政投入，科学编制和完善城市公厕相关规划，因地制宜，更好地满足城市居民如厕需求。在公厕建设完成后也

要加强监管，保证其正常运行，制定城市公厕运行管理办法和评价细则，定期组织对城市公厕运行管理情况的评价。提升城市公厕建设与管理法治化水平，加强全过程依法管理与日常监督。第二，进一步推进城市公共交通设施建设。优先发展城市公共交通，完善非机动车道、人行道等慢行网络，提高城市道路网整体运行效率。在公共资源紧张的情况下，可以倡导居民多采取骑自行车及步行等绿色出行方式，这样既可缓解公共交通压力，也有利于居民身体素质的提升。

（三）提升食品安全监管能力，切实保障人民群众饮食安全

"民以食为天"，食品安全的监管工作不容懈怠。第一，完善食品安全监督管理体系，建设食品安全监管专业队伍。当前我国食品市场主体和相应的监管人员配比不够合理，这无疑增大了监督管理的难度，因此各地应结合实际情况适当地配备监管人员，满足当地食品安全监督管理的需要。第二，创新食品安全监督管理方式，提高监管效率。随着信息技术的不断发展和进步，食品安全监督管理方式也应顺应时代发展需求不断进行创新。政府监管部门可以借助物联网、大数据等先进技术，构建基于大数据的食品安全信息云平台，将企业主体、监管单位等纳入该平台，通过食品安全信息云平台实现全过程监管，避免陷入"事后诸葛亮"的窘境，减少食品安全问题的发生。

（四）调动社会各个阶层和团体的积极性，引导群众主动参与城市健康生活水平的提升

健康生活水平的提升工作复杂且具有系统性，离不开政府机构、市场、社会组织、个人的协同参与，只有调动全社会的积极性和主动性，鼓励多元主体协作，才能形成共建共享格局。第一，要创新社会动员机制，促进爱国卫生运动与基层治理工作相融合，推广居民健康管理互助小组等经验，完善社会力量参与机制，培育相关领域社会组织和专业社工、志愿者队伍，推动爱国卫生运动融入群众日常生活。第二，努力提高社区居民的参与意识。社区居民的广泛参与是做好社区建设的基本保证。一方面，强化宣传教育，培养社区建设参与意识。另一方面，从社区建设的方方面面特别是社区服务工作入手，为广大居民提供实实在在的服务，使他们切身感受到社区在生活中的重要地

位，吸引他们主动参与社会治理。第三，政府要加强与市场主体的合作，充分发挥市场作用，吸引社会力量和社会资本更多投入社会组织和志愿团体，帮助其健康成长，不断提升社会组织和志愿团体参与城市健康治理的能力。

参考文献

姚力：《新时代十年健康中国战略的部署、推进与成就》，《当代中国史研究》2022 年第 5 期。

庄琦：《始终把人民健康放在优先发展的战略地位——党的十八大以来健康中国行动的成就与经验》，《管理世界》2022 年第 7 期。

李士雪：《建立中国特色的健康指数研究应用体系》，《中华疾病控制杂志》2022 年第 10 期。

李兰冰、刘秉镰：《"十四五"时期中国区域经济发展的重大问题展望》，《管理世界》2020 年第 5 期。

中共天津市委天津市人民政府推进京津冀协同发展领导小组办公室：《以"一盘棋"思想深入推进京津冀协同发展的天津实施》，《宏观经济管理》2022 年第 1 期。

宋涛等：《能源—环境—就业三重约束下的京津冀产业结构优化》，《地理研究》2017 年第 11 期。

王俏等：《我国食品标准体系在食品安全监管过程中的应用及现存问题》，《中国食品卫生杂志》2023 年第 3 期。

卢文云、陈佩杰：《全民健身与全民健康深度融合的内涵、路径与体制机制研究》，《体育科学》2018 年第 5 期。

孙久文、胡俊彦：《迈向现代化的中国区域协调发展战略探索》，《改革》2022 年第 9 期。

刘宝林：《治理学视域下的乡村"厕所革命"》，《西北农林科技大学学报》（社会科学版）2019 年第 2 期。

张鸣春：《从技术理性转向价值理性：大数据赋能城市治理现代化的挑战与应对》，《城市发展研究》2020 年第 2 期。

纪颖波、窦玉丹：《新型城镇化与交通基础设施协调发展》，《学术交流》2016 年第 7 期。

吴元元：《信息基础、声誉机制与执法优化——食品安全治理的新视野》，《中国社会科学》2012 年第 6 期。

定明捷、曾凡军：《网络破碎、治理失灵与食品安全供给》，《公共管理学报》2009 年第 4 期。

崔兆涵、郭冰清、王虎峰：《健康协同治理：服务提供、健康政策和社会参与》，《中国医院管理》2021 年第 11 期。

陈水生、屈梦蝶：《公民参与城市公共空间治理的价值及其实现路径——来自日本的经验与启示》，《中国行政管理》2020 年第 1 期。

健康中国研究（第二辑）

第 97~124 页

© SSAP，2023

健康中国建设的健康服务保障能力评估研究

曾　欣[*]

摘　要　优化健康服务与加强健康保障是健康中国建设的两项重点内容，要求不断满足人民群众日益增长的健康需求，构建覆盖全方位、全周期的健康服务保障体系。本文在构建健康服务保障能力评价指标体系的基础上，深入分析城市健康服务保障能力的现状和特征，发现我国城市在健康服务与保障领域治理过程中存在医疗资源结构性失衡问题突出、医疗服务能力与地区经济整体协调水平较低、脆弱人群规模庞大与健康服务保障水平较低之间的矛盾突出等困境与难题，最后提出统筹医疗卫生资源、深入实施区域协调发展战略、推动多层次社会保障体系高质量发展的对策建议，以进一步提升健康服务保障水平。

关键词　健康服务保障　医疗服务　区域协调

一　健康服务保障能力评价的意义

在人口老龄化加剧、人类疾病谱转变以及突发新发传染病频发的背景下，人民群众面临的健康风险不断增大，同时国家治理体系与治理能力现代化面临挑战，亟须建立健全健康服务与保障体系。对健康

---

[*]　曾欣，武汉大学公共卫生学院、武汉大学人口与健康研究中心。

服务与保障能力进行评价的意义主要体现在以下两个方面：第一，优化区域健康服务资源配置，推动区域健康服务保障水平持续提升。由于地区之间的医疗卫生资源配置、人口结构等条件不同，各地健康服务与保障能力参差不齐。对城市健康服务保障能力进行评价能够明晰我国区域之间健康服务与保障水平的差距，为优化区域健康服务资源配置、推动区域健康服务保障协调发展提供具体的改进方向，进一步加快优质健康资源扩容和区域健康资源合理布局。第二，促进健康服务更加公平。当前，全民普惠的公共卫生体系、全民参保的医疗保障制度和医疗卫生服务体系不断完善，人民对健康的追求体现为更可及的卫生服务、更均等的健康资源和更科学的风险及责任分担机制。这要求在健康中国建设过程中更加注重健康服务与健康保障的均衡性与普惠性。构建健康服务与保障评价指标体系，能够发现健康服务与保障体系建设过程中存在的不平衡、不充分问题，推动健康服务与保障各领域均衡发展，并在健康公平方面取得改善与突破，使全体人民更加公平地享有卫生健康事业高质量发展的成果。

二 健康服务保障能力评价指标体系的构建

本文使用熵权法确定健康服务保障维度各指标权重，运用综合指数法计算 80 个城市的健康水平综合得分，并对各城市进行排名。然后，依据等权平均值对不同地理区域、经济区域、行政类别城市的得分进行排名，再展开相关评价。

（一）指标体系构建

健康服务保障能力评价指标体系旨在探讨不同地理区域、不同经济区域、不同行政类别城市健康服务保障能力的差异和共性，主要从以下四个方面构建健康服务保障能力评价指标体系（见表1）。

1. 医疗服务

"看病难"和"看病贵"问题是人民群众普遍关注的民生问题，也是医疗卫生体制改革的主旨所在。尤其是新冠疫情发生以来，疫情防治工作对地方的医疗服务水平和医疗服务效率提出新挑战和新要求。医疗服务水平和效率不仅直接关系到患者的基本就医权利，也直接关系到人民群众的生命健康。因此，选取每万人医院诊疗人次数和医院病床使用率两项指标，以综合反映一个地区或城市的医疗服务能力。

（1）每万人医院诊疗人次数（万人次/万人）：医疗卫生机构总诊疗人次数（万人次）/年末常住人口数（万人），该指标是衡量医疗服务工作效能的重要指标。

（2）医院病床使用率（%）：实际占用的总床日数与实际开放的总床日数之比，即每天使用床位与实有床位之比。

2. 社会保障

社会保障是国家为社会成员基本风险提供基本保障的一系列制度安排，其关乎人民最关心、最直接、最现实的利益问题，是人民生活的"安全网"和社会运行的"稳定器"。党的二十大报告指出，要实现好、维护好、发展好最广大人民根本利益，完善分配制度，健全覆盖全民、统筹城乡、公平统一、安全规范、可持续的多层次社会保障体系。除了基本医疗保障指标，考虑到就业和住房对健康的影响，就业能够为劳动者提供基本的生活保障，而工伤保险能够发挥对劳动者因工作造成的身体损害进行经济补偿的功能。为此，选取了劳动者工伤保险覆盖率和城镇登记失业率两项指标，以衡量广大劳动者在工作中享有的社会保障情况。

（1）劳动者工伤保险覆盖率（%）：劳动者参加工伤保险人数占地区劳动者人数的比重，该指标能够反映各地用人单位的规范程度和当地就业人口的保障情况。

（2）城镇登记失业率（%）：城镇失业人数与城镇从业人数及城镇失业人数之和的比值，该指标能够反映一个地区城镇劳动力的失业程度。

3. 条例规章

与健康服务保障相关的规章条例是健康中国建设推进的协调机制和保障机制，能够强化各级政府推进健康中国建设的主体责任，有助于保障健康中国战略的长期可持续运行。为此，选取了是否构建了健康科普知识发布和传播机制、是否成立了以健康保障为重点的组织机构、是否出台了健康相关的政策文件或规章制度来确保健康中国落实三项指标，以反映一个地区是否具有完善的制度机制以保障健康中国建设的顺利实施。

（1）是否构建了健康科普知识发布和传播机制。

（2）是否成立了以健康保障为重点的组织机构（如"健康促进委员会办公室"等）。

（3）是否出台了与健康相关的政策文件或规章制度来确保健康中国落实。

4. 法治监督

法治是国家治理体系和治理能力的重要依托，能够规范医疗服务行为、监督医疗服务质量，为卫生健康事业高质量发展提供制度性保障。为此，选取了每万人刑事案件数和医疗纠纷案件撤诉率两项指标，在法律法规层面衡量社会环境和医疗服务环境的安全性。

（1）每万人刑事案件数（件/万人）：平均一万人中发生刑事案件的人数。发案率一般以万分比来表示，计算方法：（发案数/人口数）×10000。社会治安环境是维护人民生命财产安全的基本保障，该指标用以体现社会治安情况。

（2）医疗纠纷案件撤诉率（%）：医疗纠纷案件停止申诉或诉讼的案件数占医疗纠纷案件总数的比重。医疗纠纷通常指医患双方对医疗后果及其原因认识不一致而引发的医患纠葛，并向卫生行政部门或司法机关提出追究责任或赔偿损失的纠纷案件。

表 1　健康服务保障能力评价指标体系

二级指标	二级指标权重	三级指标	三级指标权重	指标性质
医疗服务	0.054	每万人医院诊疗人次数（万人次/万人）	0.041	正向
		医院病床使用率（%）	0.013	正向
社会保障	0.077	劳动者工伤保险覆盖率（%）	0.052	正向
		城镇登记失业率（%）	0.025	负向
条例规章	0.034	是否构建了健康科普知识发布和传播机制	0.022	正向
		是否成立了以健康保障为重点的组织机构（如"健康促进委员会办公室"等）	0.009	正向
		是否出台了健康相关的政策文件或规章制度来确保健康中国落实	0.003	正向

续表

二级指标	二级指标权重	三级指标	三级指标权重	指标性质
法治监督	0.035	每万人刑事案件数（件/万人）	0.009	负向
		医疗纠纷案件撤诉率（%）	0.026	正向

（二）数据来源

本文选取中国大陆 80 个地级及以上城市为研究对象。健康服务保障能力评价数据主要为统计数据，包括《2021 年中国城市统计年鉴》《2021 年中国城市建设统计年鉴》等城市统计年鉴、被评价城市 2020 年国民经济和社会发展统计公报与卫生健康部门公开发布的数据，以及中国裁判文书网和威科先行·法律信息库等公开数据库。

三　健康服务保障能力评价结果

首先，描述健康服务保障能力维度总体情况，并依据区域（东部、中部、西部、东北地区）、城市群（京津冀、长三角、珠三角、其他）和城市类别（计划单列市、直辖市、省会城市、其他地级市）的隶属情况，分别进行加总评分，对其进行分区域、分城市群和分城市类别排名。其次，围绕医疗服务、社会保障、条例规章、法治监督四个维度下 80 个城市区域隶属和城市类别展开讨论。

（一）健康服务保障能力的总体状况

1. 健康服务保障能力

80 个被评估城市健康服务保障能力平均得分为 68.93 分，标准差为 12.69 分，变异系数为 18.41%。整体上城市健康服务保障水平一般，其中约 54% 的城市得分集中在 60~80 分，半数以上城市得分低于平均水平，1/4 的城市得分不足 60 分。

健康服务保障能力得分前 10 位城市如表 2 所示。排前 5 位的城市分别是杭州市、上海市、南京市、柳州市、台州市，各城市健康服务保障能力较好，得分均在 88 分以上。苏州市、盐城市、北京市、宁波市、深圳市健康服务保障能力得分排第 6~10 位，得分集中在 85~88 分。

表 2　健康服务保障能力得分排名前十的城市

单位：分

城市	得分	排名
杭州市	100.00	1
上海市	95.77	2
南京市	92.43	3
柳州市	88.29	4
台州市	88.16	5
苏州市	87.69	6
盐城市	86.97	7
北京市	86.90	8
宁波市	86.24	9
深圳市	85.11	10

2. 二级指标

表 3 呈现了健康服务保障维度各级指标的得分情况。总体来看，各城市在条例规章方面的情况整体较好，得分均值为 93.24 分，而医疗服务、社会保障、法治监督三个方面整体得分较低，均在 60 分以下。

在医疗服务方面，被评估城市医院病床使用率均值为 72.31%，变异系数相对较小，表明被评估城市医院病床利用的整体水平较高且城市间发展较均衡；每万人医院诊疗人次数在一定程度上反映城市的医疗发展水平与居民的就诊意愿，但在本次评估中这一指标的变异系数较高，表明不同城市间医院诊疗人次数差别较大，也在一定程度上反映出各城市医疗发展水平存在一定的差异。

在社会保障方面，被评估城市劳动者工伤保险覆盖率均值相对较高，达到了 43.08%，且各城市覆盖率存在较大差异。被评估城市的平均城镇登记失业率为 2.82%，实现了《"十四五"促进就业规划》中提出的全国城镇调查失业率控制在 5.5% 以内的目标。在当前就业形势严峻的背景下，必须深入分析就业领域面临的挑战和风险，积极调动各种有利因素，实现更加充分、更高质量就业。

在条例规章方面，被评估城市大部分构建了健康科普知识发布和传播机制、成立了以健康保障为重点的组织机构以及出台了健康相关的政策文件或规章制度，3 个指标的均值达到 0.90 以上，反映出被评估城市建立了完备的组织保障机制以推进健康中国建设。

　　在法治监督方面，被评估城市每万人刑事案件数的均值为 8.82 件/万人，医疗纠纷案件撤诉率均值为 4.55%，且两个指标的变异系数均较高，反映出不同城市间的法治监督水平差距较大。

表 3　健康服务保障能力各级指标得分情况

二级指标	得分均值（分）		三级指标	原始均值
医疗服务	47.37	1	每万人医院诊疗人次数（万人次/万人）	3.45
		2	医院病床使用率（%）	72.31
社会保障	45.67	3	劳动者工伤保险覆盖率（%）	43.08
		4	城镇登记失业率（%）	2.82
条例规章	93.24	5	是否构建了健康科普知识发布和传播机制	0.91
		6	是否成立了以健康保障为重点的组织机构（如"健康促进委员会办公室"等）	0.96
		7	是否出台了健康相关的政策文件或规章制度来确保健康中国落实	0.99
法治监督	50.13	8	每万人刑事案件数（件/万人）	8.82
		9	医疗纠纷案件撤诉率（%）	4.55

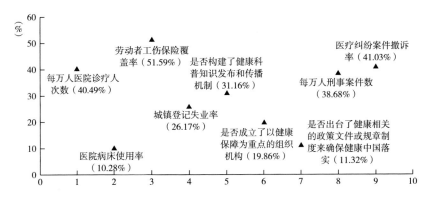

图 1　城市健康服务保障能力各三级指标变异系数

说明：横坐标的编码对应表 3 中三级指标的编码。

观察图 2 中各二级指标排名前十城市的得分情况，医疗服务排名前十的城市得分差距较大，排第 1 位的城市为盐城市，排第 1~7 位的城市得分均在 80 分以上。排第 5~7 位的石家庄市、柳州市、昆明市医疗服务得分较为接近，集中在 80~83 分。

社会保障排名前十的城市得分差距也比较大，排第 1 位的城市和排第 10 位的城市相差近 30 分。大同市排第 1 位，江苏省的苏州市、浙江省的杭州市分列第 2 位和第 3 位。

条例规章排名前十的城市得分均为 100 分，被评价城市中有近九成城市得分为 100 分，说明绝大部分城市在健康促进方面的组织保障工作比较完善，均成立了以健康保障为重点的机构，以及出台了与健康相关的政策文件或相关规章制度来确保健康中国建设的落实。

法治监督得分差距也比较大，排第 10 位的枣庄市得分仅为 66.99 分。除排第 1 位的淮安市与排第 2 位的鄂尔多斯市以外，其余城市得分均在 90 分以下。

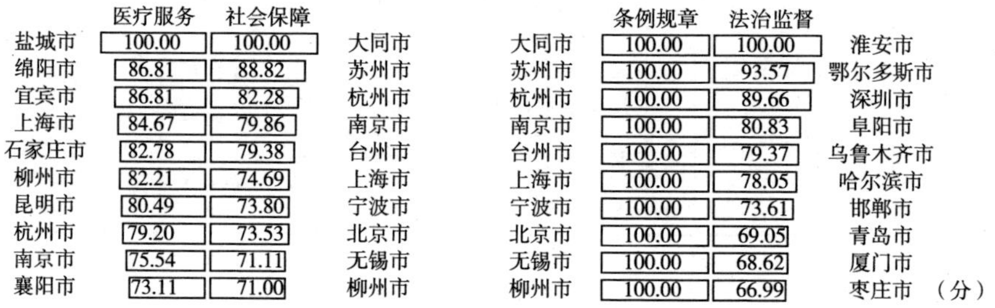

	医疗服务	社会保障			条例规章	法治监督	
盐城市	100.00	100.00	大同市	大同市	100.00	100.00	淮安市
绵阳市	86.81	88.82	苏州市	苏州市	100.00	93.57	鄂尔多斯市
宜宾市	86.81	82.28	杭州市	杭州市	100.00	89.66	深圳市
上海市	84.67	79.86	南京市	南京市	100.00	80.83	阜阳市
石家庄市	82.78	79.38	台州市	台州市	100.00	79.37	乌鲁木齐市
柳州市	82.21	74.69	上海市	上海市	100.00	78.05	哈尔滨市
昆明市	80.49	73.80	宁波市	宁波市	100.00	73.61	邯郸市
杭州市	79.20	73.53	北京市	北京市	100.00	69.05	青岛市
南京市	75.54	71.11	无锡市	无锡市	100.00	68.62	厦门市
襄阳市	73.11	71.00	柳州市	柳州市	100.00	66.99	枣庄市 （分）

图 2　健康服务保障能力各二级指标得分排名前十的城市

（二）分区域健康服务保障能力分析

1. 健康服务保障维度

（1）不同地区情况

各区域健康服务保障水平呈现"东部—西部—中部—东北"递减的空间格局。分地区来看，东部地区健康服务保障水平最高，平均得分为 72.26 分；东北地区健康服务保障水平最低，平均得分为 57.04 分（见表 4）。

表4　分地区健康服务保障能力得分

指标	东部	中部	西部	东北
最高值（分）	100.00 （杭州）	84.22 （大同）	88.29 （柳州）	64.20 （哈尔滨）
最低值（分）	40.26 （福州）	43.04 （洛阳）	51.31 （南宁）	48.78 （长春）
极差（分）	59.74	41.18	36.98	15.42
平均得分（分）	72.26	63.64	67.28	57.04
变异系数（%）	18.76%	16.96%	14.00%	14.34%

　　具体来看，东部地区城市得分呈现明显的"阶梯状分布"特点（见图3），第一梯队为杭州市、南京市、苏州市、北京市、深圳市等，得分均在80分以上；第二梯队得分在70~80分，第三梯队得分在60~70分，第四梯队得分在40~60分。同时，东部地区各城市得分差异较大，东部地区得分最高的杭州市与得分最低的福州市相差近60分，中部地区城市得分极差也超过了40分。相比之下，西部地区各城市得分较为均衡，健康服务保障水平差异较小，变异系数为14.00%。

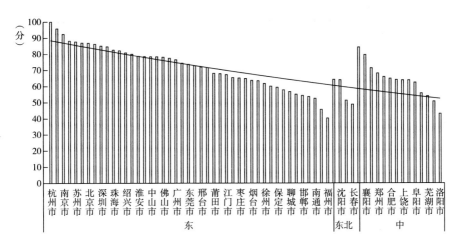

图3　东部、中部和东北地区部分城市健康服务保障能力得分

（2）不同城市群情况

从表5反映的数据来看，长三角、珠三角城市群健康服务保障整体实力较强，城市群平均得分均在 75 分以上。相比之下，京津冀城市群健康服务保障的总体水平较弱。在京津冀城市群中，北京市健康服务保障水平得分相对较高，但河北省大部分城市的健康服务保障水平低于平均得分。究其原因，北京市特殊的政治及经济定位有利于其获得更多健康服务保障政策、资源，这些优质资源却难以辐射天津市和河北省，从而造成津冀两地的经济发展水平远远落后于北京市。尤其是河北省在京津冀一体化中处于弱势地位，经济发展水平相对落后，医疗保障、教育、就业等公共资源匮乏。

与其他城市群相比，长三角城市群健康服务保障能力得分的变异系数较大，反映出其健康服务保障发展一体化程度较低。各个城市群亟须加快推动健康服务保障一体化协同发展，促进区域间资源互补。

表 5　分城市群健康服务保障能力得分

指标	京津冀	长三角	珠三角	其他城市
最高值（分）	86.90 （北京）	100.00 （杭州）	85.11 （深圳）	88.29 （柳州）
最低值（分）	54.33 （邯郸）	52.46 （南通）	65.38 （惠州）	40.26 （福州）
极差（分）	32.57	47.54	19.73	48.03
平均得分（分）	69.41	79.27	75.84	64.95
变异系数（%）	16.21%	18.78%	9.06%	16.95%

从各个城市群来看，京津冀城市群的北京市（86.90 分）、长三角城市群的杭州市（100.00 分）、珠三角城市群的深圳市（85.11 分）得分均高于 85 分，在所在城市群中起到引领示范作用（见图 4）。在其他城市中，柳州市得分最高，为 88.29 分；济南市、大同市、温州市的健康服务保障得分也较高，得分均在 80 分以上。

（3）不同行政类别城市情况

目前我国实行较为严格的城市行政管理体制，对城市公共服务的资源供给产生了明显影响。行政等级较高的城市，获取资源的能力通常较强，人才、资金和政策的叠加作用使其在健康服务保障能力方面具有一定优势。从表 6 可知，直辖市的健康服务保障能力整体水平较

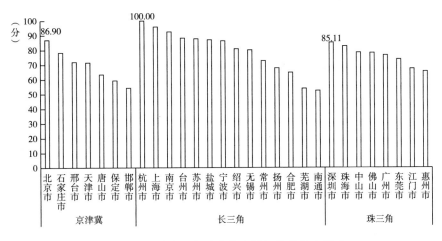

图4　三大城市群各城市健康服务保障能力得分

高，平均得分为 78.18 分，其中得分最高的是上海市，得分为 95.77 分；其次是计划单列市，平均得分为 75.69 分。

表6　分行政类别城市健康服务保障能力得分

指标	直辖市	计划单列市	省会城市	其他地级市
最高值（分）	95.77 （上海）	86.24 （宁波）	100.00 （杭州）	88.29 （柳州）
最低值（分）	58.50 （重庆）	51.25 （大连）	40.26 （福州）	43.04 （洛阳）
极差（分）	37.27	34.99	59.74	45.25
平均得分（分）	78.18	75.69	67.38	68.26
变异系数（%）	21.11%	18.78%	19.50%	17.28%

从城市类别来看，直辖市与计划单列市健康服务保障水平高于其他类别城市，健康服务保障水平与经济发展水平基本保持一致。但省会城市与其他地级市相比，并未体现出优势，甚至比其他地级市平均得分低。省会城市流动人口众多，健康服务保障资源供给难以满足整个省份对优质健康资源的需求，导致其健康服务保障能力及覆盖范围受到一定限制（见图5）。

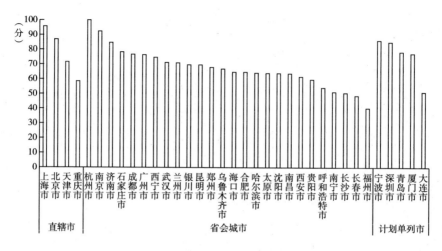

图5 分行政类别城市健康服务保障能力得分

2. 医疗服务分维度

（1）不同地区情况

各地区在医疗服务维度的表现一般，平均得分均在60分以下。西部地区得分最高，为53.31分；东部地区得分稍低，为47.73分；中部与东北地区医疗服务得分较为接近，仅为40~41分（见图6）。在本次评估中医疗服务维度的指标构建不涉及医疗服务质量评价，具体选取了每万人医院诊疗人次数、医院病床使用率两项反映地区医疗服务水平的指标。由于西部地区人口密度较小，其医疗服务维度的得分较高。

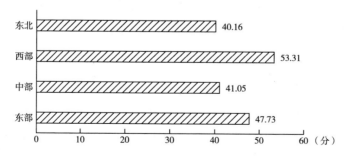

图6 四大地区医疗服务维度得分

在各地区城市得分的差异方面，中部、西部、东部地区城市得分差异较大，变异系数均超过了35%，东部地区城市得分极差近80分，西部地区城市得分极差也超过60分，表明这两个地区城市的医疗服务水平不均衡。虽然东北地区医疗服务效率最低，但其得分的变异系数较小，表明城市间医疗服务水平相对均衡（见表7）。

表7　分地区医疗服务得分

指标	东部	中部	西部	东北
最高值（分）	100.00 （盐城）	73.11 （襄阳）	86.81 （绵阳）	46.81 （沈阳）
最低值（分）	20.63 （连云港）	18.19 （长沙）	24.69 （呼和浩特）	21.54 （哈尔滨）
极差（分）	79.37	54.92	62.12	25.27
平均得分（分）	47.73	41.05	53.31	40.16
变异系数（%）	38.69%	46.65%	39.81%	30.96%

（2）不同城市群情况

从各城市群来看，京津冀城市群医疗服务平均得分最高且远高于其他城市群，珠三角城市群得分最低。长三角城市群医疗服务发展极不均衡，变异系数高达41.56%（见表8和图7）。

表8　分城市群医疗服务得分

指标	京津冀	长三角	珠三角	其他城市
最高值（分）	82.78 （石家庄）	100.00 （盐城）	57.37 （广州）	86.81 （绵阳）
最低值（分）	47.46 （天津）	23.99 （芜湖）	28.82 （惠州）	18.19 （长沙）
极差（分）	35.32	76.01	28.55	68.62
平均得分（分）	63.16	54.07	44.27	43.85
变异系数（%）	18.84%	41.56%	24.02%	42.70%

（3）不同行政类别城市情况

四类行政类别城市医疗服务维度整体水平差异较大。图8显示，计划单列市医疗服务平均得分为45.14分，直辖市医疗服务平均得分为57.83分，省会城市平均得分不足50分，需提高省会城市的医疗服务水

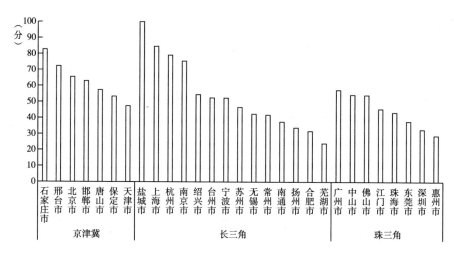

图 7　三大城市群各城市医疗服务得分

平，更好地发挥省会城市对省内其他城市的支撑辐射作用（见图 8）。

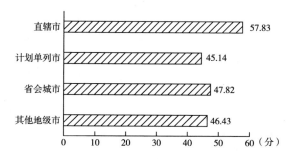

图 8　分行政类别城市医疗服务得分

从各行政类别城市得分的内部差异来看，计划单列市的医疗服务得分差异较小，变异系数为 16.29%；而省会城市的医疗服务得分存在较大差异，变异系数高达 40.07%，得分最高的石家庄市（82.78 分）与得分最低的长沙市（18.19 分）相差超过 60 分（见表 9）。

表 9　分行政类别城市医疗服务得分

指标	直辖市	计划单列市	省会城市	其他地级市
最高值（分）	84.67 （上海）	52.39 （宁波）	82.78 （石家庄）	100.00 （盐城）

指标	直辖市	计划单列市	省会城市	其他地级市
最低值（分）	33.60 （重庆）	32.70 （深圳）	18.19 （长沙）	20.63 （连云港）
极差（分）	51.07	19.69	64.59	79.37
平均得分（分）	57.83	45.14	47.82	46.43
变异系数（%）	38.35%	16.29%	40.07%	42.88%

3. 社会保障分维度

（1）不同地区情况

如表10所示，从各地区内部城市得分的具体情况来看，东部地区平均得分在所有地区中最高，西部地区平均得分最低；中部地区平均得分在各地区中仅次于东部地区，且大同市的社会保障水平在所有城市中得分最高（100.00分），但中部地区得分最高的大同市与得分最低的南阳市差距巨大，极差高达83.58分；东北地区城市社会保障水平得分差异较小。

表10　分地区城市社会保障得分

指标	东部	中部	西部	东北
最高值（分）	88.82 （苏州）	100.00 （大同）	71.00 （柳州）	37.42 （哈尔滨）
最低值（分）	17.44 （保定）	16.42 （南阳）	18.79 （昆明）	29.88 （长春）
极差（分）	71.38	83.58	52.21	7.54
平均得分（分）	53.03	39.17	34.23	34.34
变异系数（%）	34.85%	53.60%	39.01%	10.12%

如图9所示，各地区城市社会保障水平呈现以下三个特点：一是整体呈现自东向西递减的趋势；二是东部地区社会保障水平表现出平缓的梯次下降趋势；三是中部地区和西部地区个别城市社会保障水平遥遥领先于同一地区的其他城市，如大同市（100分）、柳州市（71分）。

（2）不同城市群情况

长三角与珠三角城市群在社会保障维度的得分相对较高，平均得分超过60分；而京津冀城市群社会保障的整体水平较低（见表11）。

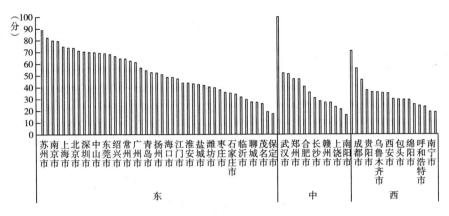

图9　东部、中部和西部地区部分城市社会保障得分

表11　分城市群城市社会保障得分

指标	京津冀	长三角	珠三角	其他城市
最高值（分）	73.53 （北京）	88.82 （苏州）	70.41 （深圳）	100.00 （大同）
最低值（分）	17.44 （保定）	35.78 （芜湖）	47.29 （江门）	16.42 （南阳）
极差（分）	56.09	53.04	23.12	83.58
平均得分（分）	37.00	64.33	63.56	38.93
变异系数（%）	53.30%	26.85%	12.94%	40.53%

从各城市群得分的差异情况来看，珠三角城市群各城市得分差异较小，得分集中在60~70分；而京津冀城市群内部则呈现较为明显的梯度分布格局，城市群内部社会保障水平差异较大（见图10）。

（3）不同行政类别城市情况

城市社会保障得分呈现计划单列市、直辖市、其他地级市、省会城市依次递减的格局。从城市所属行政类别来看，直辖市与计划单列市城市社会保障得分较高且差距不大。直辖市中上海市和北京市社会保障水平较高，得分均超过70分；计划单列市中宁波市和深圳市社会保障水平较高，得分均超过70分。相比其他地级市，省会城市社会保障平均得分较低，未体现出省会城市作为行政中心的优势，但杭州市和南京市表现较为突出，得分分别为82.28分和79.86分，仅次于大

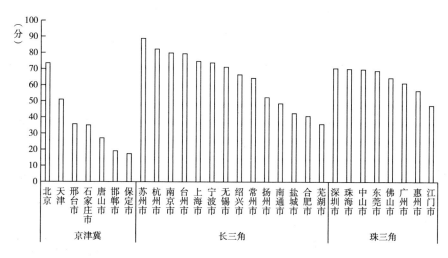

图 10　三大城市群各城市社会保障水平得分

同市（100.00 分）和苏州市（88.81 分），位列第三和第四（见表 12
和图 11）。

表 12　分行政类别城市社会保障得分

指标	直辖市	计划单列市	省会城市	其他地级市
最高值（分）	74.69 （上海）	73.80 （宁波）	82.28 （杭州）	100.00 （大同）
最低值（分）	25.41 （重庆）	33.32 （大连）	18.79 （昆明）	16.42 （南阳）
极差（分）	49.28	40.48	63.49	83.58
平均得分（分）	56.14	56.92	42.40	45.38
变异系数（%）	41.36%	28.44%	38.83%	45.33%

在不同行政类别城市的得分差异方面，其他地级市得分差异较大，
变异系数高达 45.33%。其中，大同市（100 分）是社会保障维度得分
最高的城市。

4. 条例规章分维度

（1）不同地区情况

西部地区条例规章维度的得分最高，中部地区及东部地区紧随其
后，表现欠佳的是东北地区。从各三级指标得分情况来看，各地区在

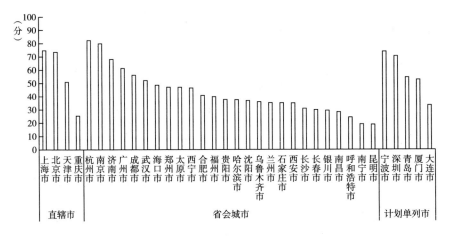

图 11　分行政类别城市社会保障得分

"是否成立了以健康保障为重点的组织机构"和"是否出台了健康相关的政策文件或规章制度来确保健康中国落实"两个指标的标准化得分相近，东北地区条例规章整体表现明显落后的主要原因在于，"是否构建了健康科普知识发布和传播机制"这一指标得分明显落后于其他地区（见表 13 和图 12）。

表 13　分地区城市条例规章得分

指标	东部	中部	西部	东北
最高值（分）	100.00（北京）	100.00（太原）	100.00（重庆）	100.00（沈阳）
最低值（分）	8.82（福州）	35.29（洛阳）	64.71（乌鲁木齐）	35.29（长春）
极差（分）	91.18	64.71	35.29	64.71
平均得分（分）	93.07	95.38	97.92	67.65
变异系数（%）	22.57%	18.13%	8.74%	55.22%

（2）不同城市群情况

珠三角城市群条例规章整体发展均衡且总体水平领先其他城市群，广州、佛山、深圳、东莞、惠州、珠海、中山、江门八个城市在条例规章的各项三级指标中均表现优异，在推进健康中国建设过程中建立

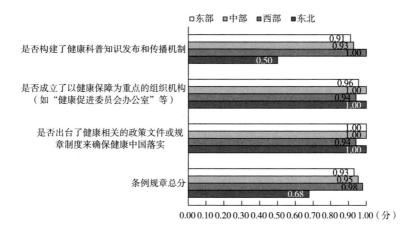

图12　分地区城市条例规章及其三级指标的标准化得分

了完善的组织保障机制。长三角城市群与其他城市总体水平较为接近，整体表现良好，但京津冀城市群整体表现欠佳。具体来看，除了"是否出台了健康相关的政策文件或规章制度来确保健康中国落实"这一指标外，京津冀城市群在其余两个三级指标上的得分明显落后于其他城市群，这表明京津冀城市群亟须构建健康科普知识发布和传播机制，以及加快成立推进健康中国建设的组织机构；同时，京津冀城市群区域协调性亟待提高，内部得分差异较大（见表14和图13）。

表14　分城市群城市条例规章得分

指标	京津冀	长三角	珠三角	其他城市
最高值（分）	100.00 （北京）	100.00 （上海）	100.00 （广州）	100.00 （重庆）
最低值（分）	35.29 （邯郸）	35.29 （南通）	100.00 （中山）	8.82 （福州）
极差（分）	64.71	64.71	0.00	91.18
平均得分（分）	86.97	95.38	100.00	92.45
变异系数（％）	28.55%	18.13%	0.00%	23.40%

（3）不同行政类别城市情况

整体来看，四个直辖市在条例规章维度的整体表现最好，在推进

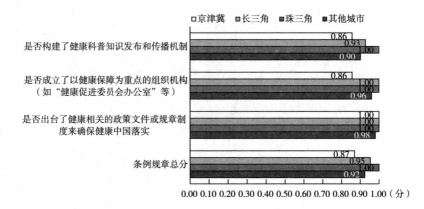

图 13　分城市群城市条例规章及其三级指标的标准化得分

健康中国建设过程中建立了完善的组织保障机制。省会城市与其他城市条例规章维度得分的总体水平较为接近，但在三级指标得分上，其他城市组织机构的建立以及政策法规的出台具有一定的优势。计划单列市的条例规章得分相对落后，尤其是在健康科普知识发布和传播机制方面显著落后于其他行政类别城市，未来计划单列市提升条例规章水平的重点工作是完善健康服务保障的宣传机制（见表 15 和图 14）。

表 15　分行政类别城市条例规章得分

指标	直辖市	计划单列市	省会城市	其他城市
最高值（分）	100.00（北京）	100.00（宁波）	100.00（石家庄）	100.00（唐山）
最低值（分）	100.00（重庆）	35.29（大连）	8.82（福州）	35.29（洛阳）
极差（分）	0.00	64.71	91.18	64.71
平均得分（分）	100.00	87.06	92.65	93.66
变异系数（%）	0.00%	33.24%	23.98%	20.13%

5. 法治监督分维度

（1）不同地区情况

分区域来看，东北地区法治监督整体水平较高，西部地区及东部地区紧随其后，而中部地区法治监督水平相对落后。具体来看，东北

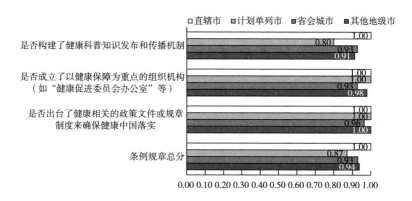

图 14　分行政类别城市条例规章及其三级指标的标准化得分

地区在"医疗纠纷撤诉率"这一指标得分上处于领先地位，东部地区"每万人刑事案件数"得分处于较高水平。对于中部地区而言，提高医疗纠纷撤诉率是其法治监督水平提升的关键（见表 16 和图 15）。

表 16　分地区城市法治监督得分

指标	东部	中部	西部	东北
最高值（分）	100.00 （淮安）	80.83 （阜阳）	93.57 （鄂尔多斯）	78.05 （哈尔滨）
最低值（分）	26.60 （中山）	30.96 （芜湖）	26.24 （柳州）	39.09 （沈阳）
极差（分）	73.40	49.87	67.33	38.96
平均得分（分）	50.14	46.64	51.40	56.89
变异系数（%）	31.01%	30.07%	31.66%	28.21%

（2）不同城市群情况

三大城市群在法治监督维度的得分表现为"京津冀>长三角>珠三角"（见表 17 和图 16）。在具体指标方面，京津冀城市群各项指标表现均优于其他城市群，其中"每万人刑事案件数"这一指标的表现最为突出。其他城市与京津冀城市群的得分较为接近，但其他城市在"医疗纠纷案件撤诉率"这一指标上的得分较高。

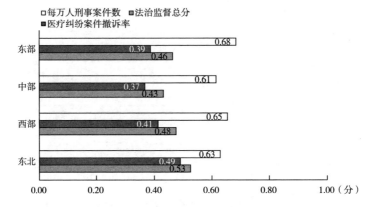

图 15 分地区城市法治监督及其三级指标的标准化得分

表 17 分城市群城市法治监督得分

指标	京津冀	长三角	珠三角	其他城市
最高值（分）	73.61 （邯郸）	61.51 （杭州）	89.66 （深圳）	100.00 （淮安）
最低值（分）	39.52 （唐山）	30.96 （芜湖）	26.60 （中山）	26.24 （柳州）
极差（分）	34.09	30.55	63.06	73.76
平均得分（分）	51.75	47.12	43.39	51.80
变异系数（%）	25.25%	19.93%	49.94%	30.50%

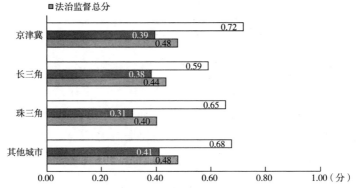

图 16 分城市群城市法治监督及其三级指标的标准化得分

（3）不同行政类别城市情况

计划单列市法治监督水平领先于其他城市，直辖市表现欠佳。在法治监督维度，得分整体呈现计划单列市、省会城市、其他地级市、直辖市依次递减的趋势。其中，计划单列市处于较高水平，且高于整体均分（高 18.11 分），而其他类型城市的得分均低于整体均分（见表 18 和图 17）。

表 18　分行政类别城市法治监督得分

指标	直辖市	计划单列市	省会城市	其他地级市
最高值（分）	57.52 （重庆）	89.66 （深圳）	79.37 （乌鲁木齐）	100.00 （淮安）
最低值（分）	40.61 （北京）	56.33 （大连）	27.83 （海口）	26.24 （柳州）
极差（分）	16.91	33.33	51.54	73.76
平均得分（分）	47.84	68.24	49.53	48.68
变异系数（%）	15.30%	19.60%	26.80%	33.27%

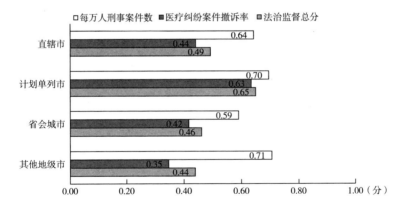

图 17　分行政类别城市法治监督及其三级指标的标准化得分

四　健康服务与保障能力建设中存在的主要挑战

（一）医疗服务利用水平整体较低，医疗资源结构性失衡问题突出

近年来，为进一步提高应对突发公共卫生事件的能力，我国持续

加大医疗卫生基础设施建设力度。2020 年末，全国医疗卫生机构总数达 102.3 万家，全国医疗卫生机构床位数达 910.1 万张，每千人口医疗卫生机构床位数由 2019 年的 6.30 张增加到 2020 年 6.46 张。但在庞大的医疗卫生资源总量背后，医疗服务利用率低下、医疗资源浪费问题不容忽视。分析可知，被评估的 80 个城市整体医疗服务利用水平较低。究其原因，当前我国医疗服务资源的结构性失衡问题突出。一方面，医疗卫生领域资源分布极不均衡，城市健康服务保障水平呈现城市间发展水平不一、区域间分布不均衡的特点。研究表明，中国医疗资源的配置存在城乡、地区、各类型医疗机构之间不均衡的问题，且区域间和区域内差距有进一步扩大的趋势。另一方面，优质医疗资源配置不均衡，少数超大城市集聚了更多的医疗卫生资源，以及绝大部分的优质诊疗技术、设备和卫生技术人员。即使在北京、上海、广州、深圳等超大城市以及成都、重庆、南京、杭州等新一线城市，医疗资源也主要集中在中心城区，内部医疗资源配置的公平性不太理想。尽管当前国家层面出台一系列政策法规对医疗卫生资源配置重点方向做出调整①，但优质资源下沉阻力依然非常大，难以在短期内扭转基层、经济发展水平落后地区医疗卫生资源"先天不足"的局面。

（二）医疗服务能力与地区经济发展水平协调程度欠佳，大型医院的"虹吸效应"明显

一般情况下，社会经济发展水平较高的城市会有更加充足的财政资源投入卫生健康领域，进而能够提供多样化的健康服务。我国城市健康服务保障水平总体呈现东部地区、直辖市和计划单列市整体水平较高的现状。但需要注意的是，不同地区、不同行政类别城市的医疗服务能力与经济发展水平的耦合协调度差异较大。根据上述分析，东部地区作为经济发展优势明显的地区，在医疗服务维度却表现出协调

---

① 《中华人民共和国基本医疗卫生与健康促进法》第十条和第十一条，强调以基层为重点以及增加对特殊地区的财政投入。第十条 国家合理规划和配置医疗卫生资源，以基层为重点，采取多种措施优先支持县级以下医疗卫生机构发展，提高其医疗卫生服务能力。第十一条 国家加大对医疗卫生与健康事业的财政投入，通过增加转移支付等方式重点扶持革命老区、民族地区、边疆地区和经济欠发达地区发展医疗卫生与健康事业。

发展水平较低、耦合协调程度较低的情况；西部地区缺乏经济发展优势，城市医疗服务整体水平却优于东部、中部与东北地区；此外，经济实力较强的省会城市健康服务保障水平表现不如其他地级市。一方面，这与我国人口分布的空间差异特征有关，西部地区人口密度较小，进而造成医疗资源配置人均水平较高的情况。另一方面，大型医院的资源"虹吸效应"制约了普通地级市甚至是省会城市医疗服务水平的提升。这一现象尤其体现在京津冀和长三角城市群中，北京市和上海市作为全国优质医疗卫生资源高度集聚地，长期以来对周边城市的患者具有强大的"吸引力"，如石家庄市、合肥市等省会城市的患者。重要原因之一在于政府主导下形成的医院等级评定，在信息不对称的医疗服务市场上发挥了信号功能，影响了医生的执业地点决策和患者的就医决策，使大型医院具备了强大的"资源虹吸"能力。

（三）脆弱人群健康服务保障问题亟待关注，健康资源分布不均衡问题突出

　　老年人、孕产妇、儿童等脆弱人群是健康服务保障的重点人群。当前，我国人口老龄化程度持续加深，2021 年 65 岁以上人口占总人口比重为 14.2%，这标志着我国迈入深度老龄化阶段。然而，在区域发展不平衡、人口流动迁移活跃的背景下，我国老龄化的水平和进程在不同区域之间存在较大差异，各地老龄化的结构性成因不同、应对老龄化的能力差异明显。根据上述分析，我国城市健康服务保障水平呈现"东部—西部—中部—东北"逐渐递减的空间格局，其中东北地区健康服务保障水平最低。第七次人口普查数据显示，东北地区的老龄化水平已超过全国平均水平。① 人口老龄化的加剧导致健康需求迅速增加，存在弱势群体规模庞大与健康服务保障水平较低的矛盾，如何确保老年群体这一脆弱人群"老有所养""病有所医"是积极应对人口老龄化的重要挑战。此外，弱势群体的健康保障问题亟须关注。根据《国家职业病防治规划（2016—2020 年）》，全国每年新报告职业病病例近 3 万例，要求到 2020 年劳动者依法应参加工伤保险覆盖率达到

---

① 辽宁省 60 岁及以上年龄的人口占总人口的 17.42%，吉林省和黑龙江省的比重均为 15.61%。

80%以上，但在本次评估中劳动者工伤保险覆盖率这一指标总体情况表现不佳，仅有 6 个城市劳动者工伤保险覆盖率达到 80%。大部分城市的工伤保险覆盖率不足 50%，劳动者尤其是农民工、灵活就业人员等普遍存在因工伤造成的损失无法获得经济补偿的问题，这部分脆弱人群难以享有基本的健康保障，这将进一步扩大人群之间的"健康鸿沟"。

五 提高健康服务保障能力的对策建议

通过对 80 个城市的健康服务保障能力进行评价，发现经济发达地区健康服务保障建设富有成效，但欠发达地区健康服务保障能力亟待提高，区域协调发展还存在较大的提升空间，主要可从以下三个方面入手。

（一）统筹医疗卫生资源合理布局，加快建立优质高效的整合型医疗卫生服务体系

如何高效利用有限的医疗卫生资源，解决资源配置过程中的公平与效率两个基本问题，是各国政府共同追求的目标。应关注医疗卫生资源布局，统筹不同区域、不同层级医疗卫生资源，着力解决健康服务保障领域发展不平衡、不充分问题。第一，充分利用数字化、智慧医疗等技术手段，实现跨区域、跨层级、跨机构的资源共享，以医疗卫生技术创新提高医疗资源配置效率。通过积极推动远程医疗服务、"互联网+医疗"技术的发展，实现医疗资源相对薄弱地区同优质医疗资源较丰富城市的合作、医疗技术水平较低的基层卫生服务机构与大型医疗机构合作，以拓宽医疗服务空间和内容，使优质的医疗资源更加公平、可及。第二，打造优质高效的整合型医疗卫生服务体系，在明确各级各类医疗卫生机构功能定位和服务边界的基础上，加强资源共享和分工合作。在纵向上，推进医联体建设，构建责任、管理、服务、利益共同体，促进大型医院与社区卫生服务中心（站）之间的双向转诊、上下联通。在横向上，促进跨区域专科联盟建设，以专科协作为纽带，联合其他区域医疗机构相同科室组建横向型联合体，进行基层医生培训、诊疗技术指导等，为成员单位的患者提供更优质与规范的服务；促进医疗机构、养老机构、护理院和专业公共卫生机构协作互助，实现医疗、养老、康复、护理、预防等功能的互补。

（二） 深入实施区域协调发展战略，推进区域健康服务一体化建设

医疗卫生服务水平与地区经济发展水平密切相关，在我国区域经济发展不均衡的背景下，医疗卫生服务水平的发展也不均衡。因此，提升健康服务保障水平不能仅着眼于如何优化医疗卫生资源配置，同时要运用好、把握好不同区域的经济发展政策。第一，坚持分级分类原则，充分考虑各地区经济发展水平和医疗卫生资源配置现状，推进经济全面均衡发展，从而对医疗资源配置方式进行调整。第二，在区域发展不均衡的情况下，更应发挥高水平类型的溢出效应，激发低水平类型向上跃升的动力，在更大空间范围内提升我国医疗卫生资源配置效率水平。直辖市、省会城市、计划单列市在实现自身经济发展的同时，应加强普惠性、基础性、兜底性民生建设，拉动周边城市不断提升健康保障水平和健康服务均等化程度，使卫生健康事业发展成果更公平地惠及更广泛的人群。第三，探索区域一体化的医疗服务协同建设模式，从单个城市的医疗服务供给布局转向以城市群为单位、多个毗邻城市系统性布局。例如，在长三角一体化的背景下，2021 年 8 月青浦新城与浙江嘉善、江苏吴江三地共同成立长三角医保一体化免备案就医试点，三地居民持医保卡，在上述三地异地就医免备案直接刷，率先实现长三角一体化示范区医保一卡通 2.0 版。

（三） 推动多层次社会保障体系高质量发展，提供覆盖全民、全生命周期的健康服务

党的二十大报告明确提出，健全社会保障体系，健全覆盖全民、统筹城乡、公平统一、安全规范、可持续的多层次社会保障体系。具体而言，多层次社会保障体系可分为以下三个层次：一是政府负责或主导的法定保障层次，包括法定的社会救助、社会保险与社会福利及相关服务；二是在相关政策支持下由市场主体、社会组织提供的具有公益性的保障项目，包括企业或职业年金、补充医疗保险、公益性养老服务等；三是通过市场交易行为由市场主体提供的商业性高层次保障及相关服务，包括商业性的养老金、健康保险和营利性的养老服务、儿童服务、残疾人服务等。为满足人民群众多样化、多层次的健康需

求，应将健康服务保障融入城市可持续发展的各个方面，努力建设全方位、多层次的健康服务保障体系。从多层次医疗保障转向以人民健康为中心的多层次健康保障，从治疗端向预防、康复和护理端延伸，既要满足疾病诊疗的需求，也要满足生育与康复、护理等保障的需求，最终形成多层次的从出生前生育保障到临终前关怀全生命周期的政府、市场、社会、家庭多主体协作格局，为人的全面发展提供健康支撑。

参考文献

庄琦：《始终把人民健康放在优先发展的战略地位——党的十八大以来健康中国行动的成就与经验》，《管理世界》2022 年第 7 期。

杨穗、赵小漫：《走向共同富裕：中国社会保障再分配的实践、成效与启示》，《管理世界》2022 年第 11 期。

魏东海、黄欣：《2002—2011 年广东省卫生资源配置的区域性差异分析》，《中国卫生经济》2013 年第 7 期。

谢金亮、方鹏骞：《我国医疗卫生资源省际间的配置公平性和利用效率研究》，《中国卫生经济》2013 年第 1 期。

吕国营、赵曼：《越评级越失衡？——我国医院等级评定与医生人力资源配置研究》，《经济管理》2018 年第 7 期。

胡湛、彭希哲：《应对中国人口老龄化的治理选择》，《中国社会科学》2018 年第 12 期。

杨欢、吕承超：《"新医改"十年：中国医疗卫生服务效率的区域差异、动态演进及影响因素研究》，《中国管理科学》2023 年第 2 期。

刘成坤、王拯媛：《医疗资源配置效率测度与动态演进研究——基于 DEA - Malmquist 指数模型和马尔科夫链方法》，《调研世界》2022 年第 12 期。

谷晓坤、周卉、张录法：《大城市新城区医疗服务空间可达性评估及优化治理——以上海市五个新城为例》，《城市发展研究》2022 年第 11 期。

黄国武：《中国多层次医疗保障发展思辨：基本多层向多元多层转型》，《社会保障评论》2022 年第 4 期。

《2021 年度国家老龄事业发展公报》，中国政府网，2022 年 10 月 26 日，http：//www. gov. cn/xinwen/2022-10/26/content_5721786. htm。

《扎实推动多层次社会保障体系高质量发展》，理论网，2022 年 7 月 4 日，https：//paper. cntheory. com/html/2022-07/04/nw. D110000xxsb_20220704_3-A3. htm。

健康中国研究（第二辑）

第 125~143 页

© SSAP，2023

健康中国建设的健康水平能力评估研究

陈宗顺[*]

摘　要　大幅提高居民健康水平，显著改善健康公平是健康中国建设的重要目标。本文利用熵权法、综合指数法等综合评价方法，对健康中国建设的健康水平维度进行了评估。分析发现，当前我国妇幼等重点人群健康水平发展较好，全人群健康水平稳定发展，健康水平的区域差异较为明显。具体表现为：健康水平呈现三档阶梯式区域差异，区域内部也存在较大分化；珠三角城市群健康水平领跑全国，城市群内部推进健康协同；城市平均健康水平与城市规模成正比，较大城市在健康水平和均衡性上均具有优势；计划单列市健康水平表现优异，省会城市平均健康水平与发展均衡性问题突出。根据以上发现，本文提出了加强统计监测精度，因地制宜做好健康水平发展规划，增进区域间、城市群内部协作等政策建议，以期为国民健康水平的进一步提高、区域健康公平的持续改善提供参考。

关键词　健康水平　健康公平　区域差异

一　健康水平评价的意义

党的十八大以来，以习近平同志为核心的党中央高度重视人民健

---

*　陈宗顺，武汉大学公共卫生学院、武汉大学人口与健康研究中心。

康，大力推进健康中国建设，推动"以治病为中心"向"以人民健康为中心"转变，全方位、全周期保障人民健康。在向第二个百年奋斗目标进军，以中国式现代化推进中华民族伟大复兴的关键开局阶段，党的二十大报告再次强调，把保障人民健康放在优先发展的战略位置，推进健康中国建设，并将建成"健康中国"列入我国 2035 年发展总体目标。提高全民健康水平是健康中国建设的出发点和落脚点，对当前国民健康水平的监测评估可以为健康中国建设提供重要参考。具体体现在以下两个方面。

（一）理清当前健康水平状况，更好制定健康保障政策

只有摸清"底数"，才能做好"细处"。全民健康是健康中国建设的根本目的。一方面，对国民健康水平进行评估，可以理清我国当前健康水平在不同维度的发展现状，为织就全方位、全周期的健康保障网络"锚点定位"。在研判国民健康水平发展形势的基础上，优化国家健康发展战略，适时调整战略侧重点，增强针对性。另一方面，健康水平的评估对具体卫生政策的出台以及实施有全局性指导意义。评估可以检视各项相关政策的短期与长期健康效益，发现各类措施的长处与短板。例如，近几十年我国在妇幼健康领域出台了系列措施，致力于提升妇幼健康水平，那么对妇幼健康水平的评估，就可以反映这些政策的实施效果以及其中的不足，从而在健康中国建设的后续推进中，对于已经达到预期效果和目标的政策，总结经验，发扬推广；对于一些成效不明显、措施不得力的政策，补足短板，优化调整。

（二）科学评估区域发展差异，促进区域健康协调发展

只有区域趋同，才有全民健康。《"健康中国 2030"规划纲要》提出，大幅提高健康水平，显著改善健康公平。从发达国家对健康理念和健康战略的研究与实践脉络来看，其研究和实践内容从健康的内涵与价值渐渐延展到健康公平。我国是人口大国，也是幅员辽阔的国土大国，区域发展不平衡的问题比较突出，缩小人口健康水平的区域差异是"健康中国"建设的重大挑战。科学评估区域健康水平发展差异，是对"共享共建，全民健康"这一战略主题的现实把握，是提高健康公平、实现人人享有高水平健康保障的基础。对区域健康水平进

行客观评估，可以使我们直观了解到各区域的健康水平特征和差距，深入分析区域人文地理、经济结构、发展方式的特殊性，进一步发掘差距形成的多方原因，结合卫生健康事业发展的一般规律，"一域一策"，因地制宜，更好地促进区域健康协调发展，保障健康公平。

二　健康水平评价指标体系的构建

以人均预期寿命、孕产妇死亡率、5 岁以下儿童死亡率、疾病发病率等多项指标进行综合评价，是衡量一个国家或地区人口健康水平的常见方法。本文主要从以下两个维度来构建健康水平评价指标体系：一是全人群维度，主要选择人均预期寿命、全人群死亡率、甲乙类传染病发病率来对此进行衡量；二是重点人群维度，主要选择联合国提出的用于衡量地区健康水平的重点人群指标——5 岁以下儿童死亡率、孕产妇死亡率和婴儿死亡率。

（一）全人群健康水平

人均预期寿命指新出生婴儿预期可存活的平均年数。该指标综合体现医疗卫生、人民健康、生活质量和社会发展状况，是全人群健康水平的综合测量指标，也是联合国人类发展指数（HDI）的 3 个合成指标之一。全人群死亡率是衡量居民健康水平和人口发展的常用指标。甲乙类传染病发病率体现了国家和地区传染病防控工作的进展，也可以反映居民的健康素养、健康意识，是疾病预防角度下的健康水平衡量指标。

（二）重点人群健康水平

加强重点人群健康服务是《"健康中国 2030"规划纲要》的一个专门章节。妇幼、残障等弱势群体是健康公平保障的重点人群，在评估国家或地区健康水平的时候需要予以关注。孕产妇死亡率、5 岁以下儿童死亡率等妇幼健康指标也是衡量一个国家或地区健康水平的最常用指标。联合国千年发展目标提出要"降低儿童死亡率、改善产妇保健、与艾滋病毒及其他疾病作斗争"。紧接着的联合国可持续发展目标同样延续了对妇幼健康的重视。结合数据可得性等考量，重点人群健康水平维度纳入孕产妇死亡率、5 岁以下儿童死亡率和婴儿死亡率 3 个指标。指标构建与赋权情况详见表 1。

表 1　健康水平指标构建与赋权情况

二级指标	权重	具体指标	权重	指标方向
全人群 健康水平	0.144	人均预期寿命（岁）	0.049	正向
		全人群死亡率（‰）	0.066	负向
		甲乙类传染病发病率（1/10 万）	0.028	负向
重点人群 健康水平	0.056	婴儿死亡率（‰）	0.020	负向
		孕产妇死亡率（1/10 万）	0.018	负向
		5 岁以下儿童死亡率（‰）	0.018	负向

　　本文利用熵权法，确定健康水平各指标具体权重，运用综合指数法计算 80 个城市的健康水平综合得分，并对各城市进行排名。对此，基于不同分类思想，依据等权平均值，对 80 个城市分类形成的不同区域、城市群、城市行政类别、城市规模分别进行得分排名，继而进行相关评价。按照以上方法构建得到关于健康中国建设健康水平评价指标体系及其权重。

三　健康水平评价的结果

　　本部分依据各城市人均预期寿命、全人群死亡率、孕产妇死亡率等各项指标得分进行综合计算，最终得到 80 个城市的健康水平与各维度得分。在此基础上，对 80 个城市进行排名，并依据不同分类标准，综合评估不同区域、城市群、城市行政类别、城市规模的健康水平情况。

（一）健康水平总体情况

　　80 个城市健康水平得分均值为 65 分，标准差为 13.60 分，变异系数为 20.65%。约 1/4 的城市得分在 60 分以下，1/4 的城市得分在 75 分以上，其余城市得分在 60~75 分。总体而言，纳入评估的 80 个城市健康水平存在层次差距，中等水平的比例较高。

　　根据健康水平得分进行排序，排名前 10 的城市如表 2 所示，分别为深圳、东莞、厦门、上海、珠海、杭州、中山、南京、北京、惠州。其中一半的城市都来自广东省，其余城市为北京、上海两个经济高度发达的直辖市和南京、杭州、厦门三个沿海省份的大城市。得分排名后 10 位的城市分别为徐州、芜湖、贵阳、遵义、长春、盐城、赣州、柳州、西宁、乌鲁木齐。这些城市得分均低于 60 分，表明健康水平有较大提升空间。

表 2　健康水平得分排名前 10 位的城市及得分

单位：分

排名	城市	得分
1	深圳	100.00
2	东莞	88.45
3	厦门	87.77
4	上海	87.42
5	珠海	86.78
6	杭州	86.57
7	中山	85.68
8	南京	85.53
9	北京	81.09
10	惠州	80.82

表 3 与图 1 呈现了健康水平各维度及各指标得分情况。整体来看，各城市重点人群健康水平得分较高，而全人群健康水平得分较低。80 个被评估城市的平均人均预期寿命为 79.53 岁，整体实现了《"健康中国 2030"规划纲要》中设定的"人均预期寿命 2030 年达 79 岁"的目标。从实际数据来看，43 个城市已经提前实现该目标，表明我国人均预期寿命这一健康水平指标发展势头良好。新中国成立后，尤其是中国特色社会主义进入新时代以来的十年，我国在发展医疗卫生与健康事业和改善人民健康方面的成就斐然。这在很大程度上得益于卫生治理领域的创新，以及党和政府秉持"人民至上"的执政理念，将人民写在理论纲领和政策实践中，成为融入国家治理的价值准则。从区域差异来看，人均预期寿命的变异指数为 41.96%，仅次于全人群死亡率，处于较高水平，这说明各城市间人均预期寿命差异较大，发展不平衡的问题比较突出。但以医疗卫生发展规律而言，虽然中西部的经济发展落后于东部地区，但是在健康改善方面并没有明显的滞后，也就是说我国

各个地区的人均预期寿命虽然存在差距，但这一差距是建立在都保持了较高增长水平的基础之上的。80 个城市的全人群死亡率均值为 6.45‰，变异系数为 46.74%，城市之间差异较大。这在一定程度上反映了各地的医疗卫生水平差异，也可能是受到各地老龄化程度的影响。80 个城市平均甲乙类传染病发病率为 190.43/10 万，变异系数为 29.80%。国家卫生健康委发布的我国 2021 年甲乙类传染病报告发病率为 192.58/10 万，相比 2012 年下降了 19.3%。本次 80 个城市的评估结果与之一致，体现了各地传染病防控的成果。总体而言，全人群健康水平维度的得分较低，整体有较大提升空间，且各个指标的变异系数均较高，各个城市之间的发展差距较大。

从重点人群健康水平维度来看，80 个城市重点人群健康水平平均得分为 80.74 分，水平较高，且三个具体指标的变异系数均在 20% 左右，城市之间发展均衡性相对较好。其中孕产妇死亡率均值为 7.69/10 万，婴儿死亡率均值为 2.59‰，已经优于联合国可持续发展目标中降低母婴死亡率的具体指标（到 2030 年全球孕产妇每 10 万例活产的死亡率降至 70 人以下），也提前实现了《"健康中国 2030" 规划纲要》的目标任务（孕产妇死亡率到 2030 年降至 12/10 万）。80 个城市中，78 个城市已经提前实现 2030 年婴儿死亡率控制在 5.0‰ 的目标，仅有西宁市和乌鲁木齐市尚未完成（分别为 5.09‰ 和 6.75‰）；68 个城市已经实现孕产妇死亡率控制在 12/10 万的目标；73 个城市已经实现 5 岁以下儿童死亡率控制在 6.0‰ 的目标。综合来看，各城市在儿童健康保障方面做得较好，一些城市在孕产妇健康保障方面仍需加大政策保障力度。

可以说，我国在重点人群健康保障方面取得了较高的成就，妇幼健康水平普遍提高。这与国家对妇幼健康工作的大力推动密不可分，新中国成立以来，国家针对提高妇幼保健水平专门推出了系列规章制度和政策文件，从中央到地方持续推动落实。2021 年《柳叶刀》在线发布了中国妇幼健康 70 年报告，综述了中国 70 年来妇幼健康事业发展状况。报告指出，自 1949 年以来，中国在妇幼健康领域取得了令人瞩目的成就，孕产妇死亡率从 1949 年的 1500/10 万下降到 2019 年的 17.8/10 万。同期，婴儿死亡率从 20% 下降到 0.56%，粗略计算降幅分别达到 98.8% 和 97.2%。产前保健、住院分娩、产后访视、新生儿筛查、计划免疫和儿童健康管理等基本妇幼卫生服务覆盖率达到90%以上。妇女儿童健康状况在城乡和地区间的差异逐步缩小，进一步促进了妇幼健康服务的公平性和可及性。随着中国生育率持续走低和人口老龄化程度加深，人口发展问题成为当前中国社会面临的重大挑战。做好妇幼健康工作，对于提升生育意愿、推动人口长期均衡发展具有重要意义。未来我国在持续保障母婴安全、完善女性全生命周期健康管理模式及防治妇女重大疾病、加强出生缺陷综合防治、加强儿童健康服务和管理等方面将持续面临挑战。

表3　健康水平各维度得分及指标情况

二级指标	得分均值		三级指标	原始均值
全人群健康水平	40.51	1	人均预期寿命（岁）	79.53
		2	全人群死亡率（‰）	6.45
		3	甲乙类传染病发病率（1/10万）	190.43
重点人群健康水平	80.74	4	婴儿死亡率（‰）	2.59
		5	孕产妇死亡率（1/10万）	7.69
		6	5岁以下儿童死亡率（‰）	3.87

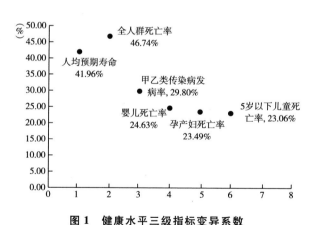

图1　健康水平三级指标变异系数

说明：横坐标编码对应表3中三级指标编码。

表4和表5列出了全人群健康水平和重点人群健康水平排名前10位的城市。在全人群健康水平这一分维度上，排名前10的城市除成都外均来自东南沿海省份，其中排名前4的城市都来自广东省，体现了广东在全

人群健康水平方面的建设成效。在重点人群健康水平这一分维度上，浙江省表现突出，绍兴、宁波分别排名第 1 位、第 3 位，台州、杭州也位列前 10。排名前 10 的城市还包括汕头、北京、上饶、邢台、济南。在重点人群健康保障方面，有些中部城市崭露头角，如江西的上饶、河北的邢台等。即便是经济发展处于相对弱势地位的城市，如果促进卫生健康事业发展与重视妇幼健康保障，也可以在健康水平方面实现超越。

表 4　全人群健康水平排名前 10 位的城市及得分

单位：分

排名	城市	得分
1	深圳	100.00
2	珠海	81.43
3	中山	79.10
4	东莞	77.43
5	厦门	76.73
6	上海	73.58
7	杭州	72.97
8	南京	71.96
9	成都	70.38
10	惠州	67.16

表 5　重点人群健康水平排名前 10 位的城市及得分

单位：分

排名	城市	得分
1	绍兴	100.00
2	汕头	96.87
3	宁波	96.59
4	北京	96.24
5	上饶	96.07
6	台州	95.80
7	杭州	95.25
8	邢台	95.10
9	济南	94.77
10	保定	94.67

（二） 不同分类标准下健康水平情况

1. 健康水平存在三档阶梯式区域差异，区域内部也存在较大分化

如表 6 所示，本次健康中国评估纳入的 80 个典型城市中，有 45 个属于东部地区，14 个属于中部地区，17 个属于西部地区，还有 4 个属于东北地区。就区域平均得分而言，东部地区健康水平平均得分为 72.2 分，在四个区域中居首位；其次是中部地区，平均得分为 62.1 分；再次是西部地区和东北地区，两个地区健康水平平均得分比较接近，分别为 54.59 分和 55.95 分。由此可见，四个区域之间的健康水平得分呈现三档的阶梯格局，每档相差 10 分左右，区域差异明显。东部地区作为我国经济发展的引领者，具有发展卫生健康事业的雄厚经济支撑，健康水平均分最高。而东北地区与西部地区经济基础薄弱，加上地区自然生存环境的相对劣势，健康水平表现相对弱势。从区域各自的内部差异来看，健康水平区域差异最大的是西部地区，西部地区得分标准差为 14.68 分，变异系数为 26.88%，极差为 57.51 分，均为四个区域中的最高值。其中得分最高的是陕西省的西安市，为 75.20 分，在全部 80 个城市中列第 18 位；得分最低的是新疆的乌鲁木齐市，为 17.69 分，在全部 80 个城市中排名最后一位。同属西部地区的两个城市得分相差 57.51 分，排名相差 62 位，差距十分明显，显示了巨大的区域分化。东部地区和中部地区的区域差异则相对较小，两个地区健康水平得分的变异系数均在 15% 左右，标准差分别为 11.06 分和 9.09 分。东部地区的极差更大，为 55.20 分，与西部地区的极差接近。这说明东部地区在区域内部健康水平总体相对均衡的情况下，也存在较大的两极分化。东部地区健康水平得分最高的城市为广东省的深圳市，得分为 100.00 分，排第 1 位；得分最低的城市为江苏省的盐城市，得分为 44.80 分，排第 76 位。从排名上来看，东部地区包揽了健康水平排名前 10 位的城市，同时有盐城、徐州等排在后 10 名的城市，差距较大。综合上述分析，在健康水平方面存在阶梯式的区域差距，区域内部也存在很大的分化，尤其是西部地区。

表 6　分区域健康水平情况

数值	东部地区	中部地区	西部地区	东北地区
城市数量（个）	45	14	17	4

续表

数值	东部地区	中部地区	西部地区	东北地区
平均得分（分）	72.20	62.10	54.59	55.95
标准差（分）	11.06	9.09	14.68	7.34
变异系数（%）	15.31	14.65	26.88	13.13
极差（分）	55.20	32.80	57.51	15.38

2. 珠三角城市群领跑健康水平，城市群内部推进健康协同

城市群是推动国家重大区域战略融合发展的重要载体。京津冀、长三角与珠三角城市群是我国较早形成的典型城市群。如表7所示，本次健康中国评估纳入的80个典型城市中，有6个城市属于京津冀城市群，14个属于长三角城市群，8个属于珠三角城市群。

三大城市群中，珠三角城市群的健康水平平均得分最高，为81.19分；其次是长三角城市群和京津冀城市群，两者水平相近，分别为72.26分和68.24分。珠三角城市群的规模比长三角与京津冀城市群小，但珠三角9市集聚了我国经济第一大省广东省近80%的经济总量，是改革开放的先行区，有雄厚的城市群健康事业发展经济基础，而长三角和京津冀城市群则包含了更多不同发展层次的城市，京津冀城市群有13个城市，长三角城市群更是包括了27个城市，其平均健康水平受到边缘城市的影响更大，这可能是这两个城市群平均健康水平被珠三角城市群拉开10分左右差距的原因之一。

表7 分城市群健康水平情况

数值	京津冀城市群	长三角城市群	珠三角城市群
城市数量（个）	6	14	8
平均得分（分）	68.24	72.26	81.19
标准差（分）	8.97	13.33	12.54
变异系数（%）	13.15	18.45	15.45
极差（分）	28.27	42.62	42.57

从数据表现来看，京津冀城市群的标准差、变异系数、极差在三大城市群中都是最低的，珠三角次之。但是出于数据限制，本文仅纳入了6个京津冀城市群的城市，不足其总体规模的一半，一些健康发

展水平更低的城市可能因为统计公开性不足而无法被纳入；而珠三角城市群的 9 个城市有 8 个被纳入分析，因而对珠三角城市群健康水平进行了较全面的反映。先进的地方管理与雄厚的经济基础为城市群健康事业发展提供了重要保障，区域卫生合作则助力城市群的健康协同发展，并进一步辐射更广泛的区域健康发展。华南、西南和东南地区的 9 个省份以及香港、澳门 2 个特别行政区组成的泛珠三角区域较早开展卫生健康合作。2004 年《泛珠三角区域合作框架协议》签署，泛珠三角"9+2"各方签署协议，正式开展卫生健康合作。珠三角城市群在雄厚的经济基础与健康合作之下，实现了健康水平的领跑。在城市群健康协同发展的过程中，中心城市起到了重要的引领、辐射作用，深圳、东莞的健康水平得分占据榜单前 2 名，带动珠三角城市群卫生健康事业发展，是我国健康水平发展的"领头羊"。京津冀城市群中健康水平得分最高的是北京，为 81.09 分，排名第 9；得分最低的是唐山，为 52.83 分，排名第 69。除此之外的天津、保定、石家庄、邯郸、邢台这 5 个城市的得分也在 65~80 分，健康发展水平比较均衡。这与近年来京津冀协同发展战略地位提升、京津冀城市群协作力度增大有密切关系。京津冀协同发展是我国三大战略之一，协作力度空前，北京的健康发展辐射作用明显，京津冀健康水平得到均衡发展。长三角城市群中健康水平得分最高的是上海，为 87.42 分，排名第 4；得分最低的是盐城，为 44.80 分，排名第 69，极差为 42.62 分。虽然长三角城市群的极差与珠三角城市群比较接近，但是长三角城市群的标准差与变异系数都相对更高，城市群内部健康水平差异更大。为了更好统筹推进长三角城市群的卫生健康合作，2019 年 5 月，上海市、江苏省、浙江省和安徽省的卫生健康委共同签署三省一市卫生健康合作备忘录，共同推进长三角城市群卫生健康事业高质量发展，在健康水平均衡发展上迈出重要一步。

4. 城市平均健康水平与城市规模成正比，较大城市在健康水平和均衡性上均具有优势

根据人口规模，我国城市以 1000 万人、500 万人、300 万人、100 万人为分界，分为超大城市、特大城市、Ⅰ型大城市与Ⅱ型大城市。本次健康中国评估纳入 11 个超大城市、18 个特大城市、21 个Ⅰ型大城市、30 个Ⅱ型大城市，各类规模城市纳入比例恰当，具有充分的代表性。如表 8 所示，四类规模城市健康水平平均得分随人口规模减小而降低，分差分别为 9.64 分、2.77 分 、5.79 分。

表 8　不同规模城市健康水平情况

数值	超大城市	特大城市	Ⅰ型大城市	Ⅱ型大城市
城市数量（个）	11	18	21	30
平均得分（分）	78.13	68.49	65.72	59.93
标准差（分）	12.52	10.54	15.22	11.29
变异系数（%）	16.02	15.39	23.16	18.84
极差（分）	45.29	42.81	67.99	53.20

城市规模在一定程度上反映了城市的吸引力与承载力，而健康水平正是城市的吸引力来源之一。城市规模也与经济发展相辅相成，大规模的人口提供了城市发展的动力，城市的发展进而带动了健康事业的发展。评估结果显示，在平均意义上，城市规模与健康水平成正比。超大城市的平均得分接近 80 分，整体健康水平良好。其标准差为 12.52 分，变异系数为 16.02%，在四类城市中均处于较低的水平，说明超大城市之间不存在严重分化。其中，得分最高的是排名第 1 的深圳市，为 100 分；得分最低的是重庆市，为 54.71 分，排名第 65；除重庆外，其余城市得分均在 60 分以上。重庆因其面积广阔，几乎与一个省的行政辖区相当，存在较多边缘经济区县，健康水平整体发展落后于其他超大城市，也在情理之中。特大城市中，得分最高的是厦门市，为 87.77 分，排名第 3；得分最低的是长春市，为 44.96 分，排名第 75 位。特大城市健康水平极差为 42.81 分，标准差为 10.54 分，变异系数为 15.39%。在这些显示城市间健康水平均衡性的指标上，特大城市在 4 类城市中均为最优。由此可见，超大城市和特大城市这两类大城市不仅在健康水平平均得分上领跑，在健康水平的均衡性上也存在优势。这可能是因为这两类城市基本上是我国的直辖市和省会城市以及个别省份的经济大市，在具有经济优势的同时还有国家及地方的政策保障，城市政治地位高，资源集中度强。有研究发现，城市规模可以通过收入效应、社会参与效应与医疗保障效应三种路径对老年健康产生正向影响。Ⅰ型大城市中，健康水平得分最高的是中山市，为 85.68 分，排名第 7 位；得分最低的是乌鲁木齐市，为 17.69 分，排名

末位，极差为 67.99 分，在四类城市中最大。Ⅰ型大城市健康水平标准差和变异系数也是四类城市中最大的，反映了其不均衡的健康水平情况。Ⅰ型大城市来源最为复杂，既有 7 个省会城市，也有东部、中部、西部的许多非省会城市，城市之间差异明显，因此均衡性较差。Ⅱ型大城市的平均得分在 60 分的及格线之下，健康水平还有很大的提升空间，其变异系数为 18.84%，仅次于Ⅰ型大城市，城市之间均衡性也较差。Ⅱ型大城市中，得分最高的是珠海市，为 86.78 分，排名第 5 位，表现优异；得分最低的是西宁市，为 33.58 分，排名第 79 位，极差为 53.20 分，仅次于Ⅰ型大城市。除珠海、台州、邢台三个城市外，其余Ⅱ型大城市得分均在 70 分以下，并且覆盖了大多数 60 位之后的城市。综合来看，较大规模的城市在健康水平得分与均衡性两方面兼具优势，小规模城市则在健康水平普遍不高的基础上，又有较大的城—城之别。

4. 计划单列市健康水平表现优异，省会城市平均健康水平与发展均衡性问题突出

根据城市特性与战略需求划分城市行政类别，是具有中国特色的地方管理制度。行政类别在很大程度上决定了一个城市的政治地位、资本吸引力、行政自主、经济权限等，行政级别越高，其在社会投资与财政投资上就能占据越多的份额，在人口集聚上获得越多的优势，对于城市的健康发展具有重要影响。本次健康中国建设评估共纳入了 4 个直辖市、26 个省会城市、5 个计划单列市以及 45 个其他城市。

从不同行政类别城市的平均健康水平得分来看，计划单列市的得分最高，为 80.18 分；其次是直辖市，为 74.40 分；再次是省会城市和其他城市，后面两类城市的平均得分十分接近，分别为 63.52 分和 64.89 分。计划单列市的高得分结果不难理解，计划单列市是我国政治经济体制改革先行者，拥有高度的经济自主权限，大连市、宁波市、厦门市、青岛市、深圳市基本都是本区域的经济发展引擎，增长动力强大，城市发展活力十足，健康水平也处于领先地位。但省会城市的均分最低这一结果似乎并不寻常，按常理推测，省会城市具有较高的政治地位、吸引省内资源的天然优势，应该也会反映在健康水平的高得分上，而事实则恰恰相反。这是因为，一方面，许多省份存在"弱省会"现象，如河北省的石家庄经济水平不如唐山、健康水平不及邢台，辽宁的沈阳经济与健康水平都被大连超越。另一方面，可能是由于区域差异影响大于行政类别的影响，位于西部地区等欠发达地区的城市，即使是省会城市，健康水平也非常落后，如新疆的乌鲁木齐、青海的西宁分列排名倒数第 1、第 2 位。此外，出于数据限制，在许多欠发达地区，只有省会城市被纳入分析，多重因素导致省会城市出现平均得分排在末位的情况。直辖市作为直接归属中央管辖的省级行政单位，拥有最高的城市行政权限，也往往是区域经济中心或者副中心，其健康水平处于领先地位，但受到重庆的得分制约，均分低于计划单列市。重庆的情况前文已有分析，在此不再赘述。

从健康水平的均衡性来看，省会城市无论是标准差、变异系数还是极差都是四类城市中最大的，健康水平发展不均衡问题非常突出，这也印证了本文上述区域差异影响大于行政类别影响的分析。直辖市与计划单列市的健康水平均衡性比较类似，直辖市的标准差、变异系数分别为 14.17 分、19.04%，计划单列市分别为 14.96 分、18.66%。直辖市中，得分最高的是上海市，为 87.42 分，排名第 4 位；得分最低的是重庆市，为 54.71 分，排名第 65 位，极差为 32.71 分。其他城市则在均衡性上表现最为突出，标准差、变异系数都是最小的，只是极差为 47.14 分，还是相对较大（见表 9）。

表 9　不同行政类别城市健康水平情况

数值	直辖市	省会城市	计划单列市	其他城市
城市数量（个）	4	26	5	45
平均得分（分）	74.40	63.52	80.18	64.89
标准差（分）	14.17	15.06	14.96	11.63
变异系数（%）	19.04	23.71	18.66	17.92
极差（分）	32.71	68.88	39.66	47.14

四　健康水平存在的主要挑战

（一）全人群健康维度发展不充分、不平衡问题十分突出

近年来，我国一直强调妇幼健康保障，在健康中国建设深入推进的过程中，各个地区的孕产妇死亡率、5 岁以下儿童死亡率等不断下

降，重点人群健康水平不断提升，多数城市已经提前完成《"健康中国 2030"规划纲要》的目标任务。与之相比，全人群健康水平维度则存在明显的发展不充分、不平衡的问题。在发展充分性方面，全人群健康水平平均得分仅为重点人群健康水平平均得分的一半，与 60 分的及格线还有约 20 分的差距；在发展均衡性方面，该维度有两个具体指标的变异系数均超过 40%，显示了城市间健康水平得分的显著差异，各种类型、不同区域、不同规模的城市之间全人群健康水平存在明显分化。人均预期寿命和全人群死亡率是衡量全人群健康水平最为直观的指标，也是本次分析的评估指标。在中国大地上，人均预期寿命最长和最低的城市之间相差 10 岁，全人群死亡率也相差 10 个千分点。党的十九大报告中对我国当前发展阶段所面临的主要矛盾的判断，在群众的健康水平方面也得到了印证，体现为人民日益增长的健康水平提升需要和不平衡、不充分的发展之间的矛盾。

（二）区域间健康水平呈现阶梯分布，东部与西部地区区域内部差异显著

从区域间差异来看，东部、中部、西部与东北地区基本形成了健康水平三段式的下行阶梯得分表现，每阶相差约 10 分。西部地区与东北地区的健康水平平均得分均未达到 60 分的及格线。从区域内部差异来看，东部地区除了平均得分与其他地区拉开了差距之外，其区域内部也存在两极分化，既包揽了健康水平排名前 10 的所有城市，也存在排名后 10 位的城市。西部地区的健康水平不均衡问题更为突出，变异系数达到了 26.88%，几乎是其他地区变异系数的 2 倍。区域发展不平衡的问题始终是我国需要着力解决的一大发展难题，为此国家出台了"西部大开发计划""中部崛起""东北振兴"等系列区域规划，但目前情况依然不容乐观，区域协调发展仍需久久为功。在不同行政类别城市的健康水平分析中，省会城市的最低均分与最高变异系数背后，在很大程度上也是区域发展不平衡问题。在健康中国建设中，西部地区的健康发展问题亟须得到更多关注与支持。

（三）大型城市群"面大而协同不足"，中心城市健康辐射能力有待提升

从我国典型的京津冀城市群、长三角城市群、珠三角城市群来看，

涵盖城市较多的城市群卫生健康合作起步较晚、整体健康水平较弱。尤其是长三角城市群覆盖城市众多，因此城市群整体健康水平发展滞后于其他城市群，内部城市之间的健康水平差异也较大，城市群覆盖范围广而难以有效协同发展的问题突出。长三角城市群的中心城市上海，作为我国的经济、金融重要城市，健康水平也处于领先地位，可以起到很好的带头示范作用，但是在健康水平方面的辐射作用未能有效发挥。近年来，城市群之间的卫生健康合作渐渐得到重视，但受突发公共卫生事件的影响，这一合作可能更多落实在传染病防控领域，随着政策的适时调整，区域卫生健康合作可以在更多方面发挥作用。

（四）人口规模较小的城市面临健康水平提升难题

城市平均健康水平与城市规模成正比是健康水平分布的重要特征。人口规模相对较小的Ⅰ型大城市、Ⅱ型大城市，健康水平平均得分分别为65.72分、59.93分，后者得分未到60分的及格线。相比超大城市与特大城市，它们的城市间变异系数也更大，发展均衡性更差。这些人口规模较小的城市有各自的卫生事业发展难题，有的城市是资源支撑型城市，在发展过程对健康环境造成了重大影响；有的则是以制造业为主，专注经济建设，存在健康治理优先级弱、健康建设资金投入不足的问题，同时这些人口规模较小的城市往往存在医疗资源匮乏、难以留住医疗卫生人才、居民健康素养较低等问题。

本次评估纳入的已经是人口规模相对较大的城市，规模最小的也属于Ⅱ型大城市，因此这一规律是否在规模更小的城市适用，有待更多研究检验。

五 提高健康中国建设中健康水平的对策建议

（一）提升死因监测、预期寿命测算等相关指标计算精度，切实把握我国当前居民死亡率特征、预期寿命与健康预期寿命发展趋势

在全面推进健康中国建设中，需要对我国健康水平进行更精确的动态监测，尤其是要做好死因监测以及提高预期寿命测算等相关指标

计算精度，这有利于更好地把握我国当前的健康水平特征，有针对性地调整相关政策侧重点。如根据本次评估，当前我国妇幼健康保障水平已经有了很大提升，而全人群健康水平维度相对欠缺，结合我国目前人口发展趋势，应该在老年健康方面予以更多政策倾斜。对全人群死亡率和死因进行动态监测，可以掌握我国疾病流行与死亡情况，由此建立相关数据库，这样一方面可以推动我国相关领域科研进展，另一方面可以为相应医疗资源的精准扩充提供支持。就具体实施路径而言，应提高各个城市的统计工作要求，尤其应该补足完善健康相关统计工作，定期发布健康统计公报、统计年鉴、统计分析报告等。如此，本次评估存在的数据局限性可以在很大程度上得以避免，健康中国建设的评估也将更加科学精准。

（二）因地制宜调整各地区健康水平发展规划，加强小城市健康治理能力建设

健康长寿是人们的共同追求，提供健康服务，进行城市健康治理，是政府的必要责任。但各地区、各城市都有自己的地方特性，经济水平不一，人文地理相异，人口规模结构不同，健康建设规划必须因地制宜。因此在制定当地健康建设规划时，既要考虑国家的总体目标要求，又要根据自身的发展水平适当调整。健康水平基础相对薄弱的城市，需要加快追赶，提升卫生健康领域工作的优先级，尽快理清当前卫生健康工作的薄弱环节、重点方向，发挥地方优势，打造健康之城。健康水平基础相对较强、已经提前完成健康中国建设部分目标的城市，应该继续加强指标监测，保持卫生健康工作的既有良好态势，补短板、扬强项。对于人口规模较小的城市存在的健康治理难题，需要更高级别的健康治理工作统筹，省市、区域之间发挥协调机制，人口规模较小的城市向上、向邻争取健康治理支持，以促进健康治理的均衡发展。

（三）加强跨区域健康合作，在打造"共同富裕"中推动"共同健康"

共同富裕是社会主义的本质要求，是中国式现代化的重要特征，实现区域协调发展是共同富裕的必然要求。在既往区域协调发展的实践中，我国已建立成熟的跨区域合作、援助体系，援藏、援疆工作仍

在积极开展。在健康领域，西部地区、东北地区同样存在帮扶的需求。因此，在健康中国建设中，应建立跨区域健康帮扶的工作机制，使东部地区健康水平较高、经济基础雄厚的省份、城市与西部地区、东北地区的省份、城市形成定点帮扶的联结体，形成医生定期交流、医疗物资支援输送、医药卫生基建援助、重症就医跨区转诊绿色通道等的工作方案。这种联结体的形成可以在已有的定点援助城市与被援助城市之间进行，也要考虑东部地区城市的健康治理输出能力，做到能帮则帮、应帮尽帮。在打造共同富裕的区域协调发展建设中，推动"共同健康"，实现"健康公平，共享共建"。

（四）加强城市群健康协作水平，增强中心城市健康辐射能力

城市群的概念形成已久，是城市发展到成熟阶段的最高级空间组织形式。我国的三大典型城市群建设也已历时多年，现在有更多的新型城市群正在发展之中。但是城市群之间的健康协作水平还有很大的拓展空间，在健康中国建设中应着力促进城市群之间的合作，加强城市群内各城市之间的健康工作协同。具体来说，应形成城市群健康协作的高级别共识，成立健康协作办公室，协调各城市之间的卫生健康政策，打破医疗资源流动、居民城市群内跨市就医的壁垒。以加强城市群内的就医便捷度为突破口，逐步加大卫生健康各领域的协作力度，互通有无，共同促进健康水平提升。明确城市群内部卫生健康领域的中心城市，加大中心城市健康治理的辐射力度，在健康治理体系、制度设计方面为其他城市提供参考方案，在医疗卫生的人力、物力、财力资源方面为其他城市提供支持，在城市群的健康协作中发挥领头、主导作用。

参考文献

庄琦：《始终把人民健康放在优先发展的战略地位——党的十八大以来健康中国行动的成就与经验》，《管理世界》2022 年第 7 期。

杨欢：《多维度视阈下中国健康建设水平的区域差异与极化研究——基于"健康中国 2030"战略视角》，《人口与经济》2022 年第 5 期。

陈云、吴雨：《长江经济带人口健康水平的空间格局及影响因素》，《经济地理》2020 年第 9 期。

赵雪雁、王伟军、万文玉：《中国居民健康水平的区域差异：2003—2013》，《地理学报》2017 年第 4 期。

李立清、许荣：《中国居民健康水平的区域差异分析》，《卫生经济研究》2015 年第 1 期。

姚力：《新时代十年健康中国战略的部署、推进与成就》，《当代中国史研究》2022 年第 5 期。

费太安：《健康中国 百年求索——党领导下的我国医疗卫生事业发展历程及经验》，《管理世界》2021 年第 11 期。

张震：《新中国人口健康转变：卫生治理与健康策略协同演进的成就》，《中国人口科学》2022 年第 5 期。

李文先、曹秀菁：《中国妇幼健康的进展与成效》，《中华疾病控制杂志》2022 年第 9 期。

林宝：《积极应对人口老龄化：内涵、目标和任务》，《中国人口科学》2021 年第 3 期。

李金华：《中国十大城市群的现实格局与未来发展路径》，《中南财经政法大学学报》2020 年第 6 期。

谢宝剑、高洁儒：《泛珠三角区域合作的制度演化分析》，《北京行政学院学报》2015 年第 3 期。

陈飞、陈琳：《城市规模与老龄健康：来自 CFPS 和城市数据的经验证据》，《系统工程理论与实践》2022 年第 12 期。

王麒麟：《城市行政级别与城市群经济发展——来自 285 个地市级城市的面板数据》，《上海经济研究》2014 年第 5 期。

J. Qiao J et al. , " A Lancet Commission on 70 Years of Women's Reproductive, Maternal, Newborn, Child, and Adolescent Health in China," *Lancet* 397（2021）.

健康中国建设理论

健康中国研究（第二辑）

第 147~167 页

推进健康中国建设的健康表达及其理念价值[*]

杜本峰　黄振霄^{**}

摘　要　自古以来，健康便是人类追求的永恒目标，健康问题成为举世瞩目的全球问题，已上升到各国的发展战略中。中国的健康战略已经实现了从"以治病为中心"到"以人民健康为中心"的转型，这是卫生与健康工作领域在理论和实践方面的一次重大进展。然而，在研究对象和术语方面，我们在"健康"概念上仍存在很多不确定性和重叠之处，这对健康领域的社会政策和治理方案都带来了限制。本文基于"人"的整体属性与结构—功能的复杂性系统思维视角，以博大精深的中国文化为基础，创新性地提出适应新时代变迁的健康社会认知框架与健康表达，以此认知思维揭示以"人民健康为中心"问题背后"健康"在价值理念上的深刻嬗变，并阐释其在健康治理体系创新中的理念价值。

关键词　"人"的整体属性　健康社会认知　健康治理

---

* 本文为阐释党的十九届五中全会精神国家社科基金重点项目"全生命周期视域下全民推进健康中国均等化多维测度与促进策略研究"（21AZD073）、国家自然科学基金项目"生命早期环境与健康老龄化：因素、作用与政策干预研究"（71974194）的阶段性研究成果。

** 杜本峰，中国人民大学社会与人口学院，河南省社会科学院特聘专家；黄振霄，中国医学科学院北京协和医学院。

一 引言

健康是人类的基本需求和权利，也是社会进步的重要标志和潜在动力。目前关于健康的各种主流观念或医学模式中，生物—心理—社会医学模式已被提出，但在医生治疗活动中仍旧以生物医学模式为主。以生物医学模式为指导的医疗活动在新时代已经难以适应和满足人们对美好生活的现实需求。一方面，在全球化和城市化的趋势下，全球人口流动更加广泛，从而给全球的医疗卫生系统带来巨大挑战。从甲型 H1N1 流感、到肆虐西非国家的埃博拉病毒，再到新型冠状病毒（COVID-19），人类工业化进程导致的生态失衡以及生活方式的变化，使人类频频面对日益复杂的防疫局势。另一方面，非传染性疾病对人类生活质量的威胁与日俱增。受社会变迁下的老龄化、城市化、生活方式改变以及生态环境恶化等因素的影响，慢性非传染性疾病逐渐替代传染性疾病，成为人类疾病谱中对人类构成威胁最大的疾病类型。世界卫生组织 2016 年发布的《中国老龄化和健康国家评估报告》指出："中国的疾病类型正在从以传染性疾病为主转向以非传染性疾病为主。预计到 2030 年，慢性非传染性疾病的患病率将至少增加 40%。"《国务院关于实施健康中国行动的意见》指出，慢性非传染性疾病所致死亡人数占总死亡人数的 88%，此类疾病的负担占到疾病总负担的 70% 以上。

与此同时，现代生物医学模式健康认知指导下的医疗实践难以从容应对传染性疾病和非传染性疾病的双重威胁。疾病的预防和治疗不再单纯局限于卫生部门，而是需要全社会多维度的参与和协作。以全球关注的新冠疫情为例，全球化的趋势使得新发传染病能够在很短的时间传播到全球各处，疫情的防控需要强大社会系统广泛和高效的参与。正如波特所言，疾病（或者说健康）更多地泛化为一个社会问题："……疾病被看作一个社会现象，这一现象的社会性至少与其生物性同样重要。这种社会现象必须从统计学的、社会学的、心理学的，甚至政治学的角度去理解。"

而由不良生活方式和生态环境恶化导致的慢性非传染性疾病的防控则更加凸显现代生物医学的无力。彭博健康国家指数（Bloomberg Healthiest Country Indea）指出，古巴国家健康指数排名比美国靠前 5

个位次，比起美国对诊断和治疗疾病的重视，古巴更重视预防保健。刘德培院士指出，美国的医疗卫生投入占国民经济总产值的 17%，但医疗效果在全球排第 30 多位，其医改一直在艰难地进行。由此可见，实现公民健康，并不是简单的"花钱越多越好"，而是要提高广大人民群众的健康意识，提升人民的健康素养，从根本上预防慢性非传染性疾病。

此外，现代医学技术的飞速发展将更多的注意力集中于工具的使用和物力资源的投入，而忽略了人的主观意识和独特性。美国医生特鲁多的座右铭"偶尔治愈、常常帮助、总是安慰"是对现代医学社会任务的生动概括，但是在当前现代医学追求更高技术延缓死亡的努力下，现代生物医学对患者进行心理安慰的功能被大大忽视。国内一些学者如唐钧和李军认为当下"技术力量掌控了医疗卫生系统，不仅是医护人员，就连社会公众也认为医疗技术是治病救人唯一的解决之道"。然而实际上，"技术之上的现代医学仅关注人的'病'而不关注病的'人'，不对患病者进行整体干预的趋势不仅使医疗卫生服务的满意度下降，更直接影响到生物医学的诊疗效果"。大量研究证明，患者的疾病感知对患者的就医、治疗依从性和情绪等应对行为影响较大，从而直接或间接影响疾病预后甚至影响患者的生活质量和社会功能。2020 年 6 月 21 日，世界卫生组织总干事谭德塞在清华经管学院2020 毕业典礼上指出："世界各国每年在卫生方面的支出高达 7.5 万亿美元，几乎占全球国内生产总值的 10%。我们需要扪心自问的是，这样的投入是否物有所值？"世界卫生组织指出，太多国家将大量卫生预算用于治疗疾病，而未充分投入初级卫生保健领域，以促进健康和预防疾病。这种方式造成资金浪费，结果并不理想。例如，各国投入巨资治疗肺癌，而未在遏制烟草危害方面下功夫；治疗肥胖、糖尿病和心脏病，而未推广健康饮食；应对事故伤害，而未改善道路安全；治疗抑郁症，而未促进心理健康。因此，各国需改变态度，将重心放在健康促进和疾病预防上，而不是仅仅治疗已经发生的疾病。

在这一大背景下，1996 年，世界卫生组织在《迎接 21 世纪挑战》报告中明确指出："21 世纪的医学，不应继续以疾病为主要研究对象，而应以人类健康作为研究的主要方向。"此说寓意深远，但对如何完成这一研究方向的战略转移，世界卫生组织并未提供有力的措施。面对一系列医疗卫生困境，现代生物医学模式亟须转变对人类健康的观念认知和应对模式，将人置于复杂的社会环境中，从心理、思想、文化等多方面来探讨人的生命活动，转变视角，从人的"病"转向"病"的人。新时代，中国社会对健康问题的认识有了突破性的进展，具有里程碑意义的事件包括习近平在 2020 年 6 月 2 日专家学者座谈会上的讲话、在全国卫生与健康大会上的讲话，以及《"健康中国 2030"规划纲要》《国务院关于实施健康中国行动的意见》《健康中国行动（2019—2030 年）》《关于促进中医药传承创新发展的意见》《中华人民共和国基本医疗卫生与健康促进法》的发布。党的二十大报告强调把保障人民健康放在优先发展的战略位置，把推进健康中国建设放在全面建成社会主义现代化强国、实现第二个百年奋斗目标，以中国式现代化全面推进中华民族伟大复兴的重大使命任务全局中进行部署。在这些有关健康的新倡议、新政策、新法规中，始终蕴含着一个崭新的观念，即"引导群众建立正确健康理念，加快推动卫生健康工作理念、服务方式从以治病为中心转变为以人民健康为中心"。真正实现这一转变，首先需要对"健康"概念进行革新性理解，从根本上解决健康的社会认知问题。丰富健康理论、构建更加完善的健康治理体系将成为国内外健康公共治理领域需要完成的首要任务。

从以治病为中心到以人民健康为中心，究竟变了什么？健康中国建设如何摆脱"医疗中国"的不合理路径？这些根本问题关系到我们应该以什么方式推进中国健康战略或打造健康中国，因此需要更加清晰地加以讨论和解答。目前，我们在"健康"的概念上仍然存在很多混淆和重叠之处。本文在分析当下健康观的特性与困境的基础上，基于全面体现"人"的整体属性和结构—功能的复杂性系统科学思维，尝试提出新的健康社会认知框架，以此认知思维方式弥补生物模型与社会模型的裂痕，引导对健康的社会价值取向的追求，冲破传统健康观的思想禁锢；揭示"以人民健康为中心"问题背后"健康"的科学内涵，以探索摆脱"医疗中国"的可能路径、构建新的健康治理路径为目标，为健康中国建设以及健康治理提供新的理念价值。

二　适应时代变迁的健康社会认知

（一）健康社会认知的变迁与当下健康观的困境

健康与疾病的观念随社会文化变迁与历史发展走向呈现一定差异，健康认知史、医疗发展史可追溯到人类历史文明的起源。

在古代，疾病被看作一种超自然现象，生病意味着身体受到邪恶力量的侵害或是神灵对人类的惩罚。因此，巫术作为一种精神抚慰和宗教形式逐渐流行，成为当时应对疾病的主要方式。直到中世纪，人们依然寄望于宗教来"治愈"疾病。

自启蒙时代起，人类用"科学"替代"宗教"对自然运作进行解释。16、17世纪，随着文艺复兴和启蒙运动的到来，医学领域得到空前解放，打破了对人体构造研究的禁区，实验法的应用使生命科学开始步入真正的科学轨道，人们逐渐采用自然主义的观点来看待疾病，不再追求超自然或价值观念的解释。身体和灵魂分离的古典哲学思想是自然主义思潮的源头。德国哲学家康德曾将身体归入现象世界，将灵魂归入"物自体"领域，以此为基础发展了"机械论"健康观念，即将人体视为机器，认为疾病就如同机器出了故障，医生的职责就是修复它。然而，当时人们忽略了人体自身的生物复杂性及其在社会中的复杂性。

1854年，约翰·斯诺针对伦敦霍乱暴发的研究证明，受污染的饮用水是传播霍乱的根源，并证实了生活方式、生活环境与传染病之间的关系，奠定了现代流行病学、公共卫生学的基础。19世纪后半叶，科学家明确了"病原体、人体和环境"是疾病发生的三个要素。病原体的发现大大更新了人们对于疾病的认识，"每一种疾病必由某一种特定的病原体所引起"的观点被广泛接受。这一时期的健康观仅着眼于人类机体局部，重视线性因果而忽视内在的复杂深入联系，局限性明显。

直到20世纪中期，对疾病与健康关系之主流认识依然停留在二元对立和循环定义上，即"疾病是健康状态的偏离，健康是无疾病或痛苦的正常状态"。将"健康"建立在疾病诊断和治疗模式之上，对疾病的认知主要从客观维度出发，否定了价值维度。1948 年，世界卫生组织在其《组织法》序言中明确了健康定义：健康不仅是疾病或羸弱之消除，健康乃是一种在身体上、精神上和社会上的完好状态（Health is a state of complete physical, mental and social well-being and not merely the absence of disease or infirmity）。1990 年，世界卫生组织更新了健康的定义："一个人在躯体健康、心理健康、社会适应良好和道德健康四个方面皆健全。"

　　世界卫生组织对健康的定义在当今已被广泛接受。同时，生物医学领域的健康观念（健康即没有疾病）同样很流行。世界卫生组织给出的是"规范主义"式的健康定义，定义中包含了健康的个体价值和社会价值。这个定义解决了将健康仅仅视作"没有生理疾病"这种狭隘的生物医学观点的问题，将健康的概念拓展到了三个领域——身体状态、心理状态和社会状态，凸显了健康作为人类共同价值（Collective Value）追求的积极意义。至此，"健康"的概念也随之拓展，成为一个包含身体、心理以及社会适应等多方面的综合性概念。构建适应时代变迁的健康社会认知，一直是人们关注的核心要素。荷兰健康学者马特尔德·休伯等人在《英国医学杂志》上发表了题为《我们应如何定义健康》的文章。作者认为，1948 年世界卫生组织对"健康"所下的定义基于当时全球疾病谱以急性病为主，而慢性病只是导致个体过早死亡的原因之一，但如今疾病谱已发生了显著变化，公共健康手段正快速改进，越来越多的人患有慢性病并存活多年已成为全球现象，人口老龄化和患有慢性病逐渐成为人类的新常态，医疗保健系统因此面临越来越大的压力。如果仍然沿袭世界卫生组织的健康定义，将患有慢性病的人视为病人，从而低估他们的人力资本价值，反而会阻碍社会生产力的发展。一些中国学者也提出，世界卫生组织对健康的定义忽视了生命健康的更深层次，即心理层面的问题。其中，最关键的是忽略了如何维持身体、心理和社交等方面的完好状态或完全安宁，这样的定义忽视了健康主体和主体性的作用。刘德培院士指出，目前我们的健康理念不断演变，范围不断拓宽，内涵不断延伸，要求不断提高。未来，健康保护和健康促进重点要在实现"四维健康"上下功夫，即无病无弱、身心健康、社会适应、环境和谐。上述健康观的特性及其困境表现在以下几个方面。

第一，基于生理学标准与客观性。即仅仅从生理性机能失调这一角度来定义健康和疾病。关于"健康"的医学定义认为，疾病的存在、对它的诊断和治疗是基于客观的病理基础进行的。值得注意的是，症状的选择和报告与病人特殊的社会文化组织密切相关，病症的表现与描述受到社会文化因素的影响，这一点不容忽视。具体而言，人们可能因生长环境和文化背景的不同，在对症状的选择和描述上会有所区别，这也意味着病情评估的结果可能会受到影响。因此，疾病本身就必然部分地与社会文化现象有关。与此同时，体征也具有客观性问题。沃林斯基认为，有两个与病人相关的因素会影响体征的搜寻，一是那些已被病人陈述的症状；二是病人的社会文化特征。此外，有些医生可能会有意无意地对不同阶层的病人给予不同层次的治疗。当把体征作为客观躯体依据时，并不能完全肯定体征的搜寻是一种客观过程。

第二，特异性病因学说。即认为所有疾病都是由微生物（细菌、病毒和寄生虫等）这类可以被观察和确认的物质引起的。米尔德丽德·布拉克斯特指出，这种模式导致的结果是医生不再遵从多因多果思维及复杂的证候分析，而是从一组症状中识别主要症状详细分析，并以此作为某种疾病的诊断标准。特异性病因学说受到多方批评，首先，它将复杂的病理过程简单化了。更重要的是它忽视了病人以及人体潜在的生物适应性。实际上，机体并非经受感染后就一定会生病，虽然传染病原到处都是，但并非机体接触感染源后就一定会患病。而且，对于一些非传染性疾病，特异性病因学说单因单果的线性思维框架的解释力会大大下降。如对慢性疾病或者精神疾病来讲，特异性病因学说就无法解释其复杂的病因。

第三，"健康就是没有疾病"的认知使得医生们不断努力提高自身的"临床观察"能力，以便能够在一个标准化的参考框架中观察患者的身体功能和功能障碍。传统的健康观念实际上探讨的是疾病而非健康，这种观念导致我们更加关注熟悉的机体异常症状，将健康定义为无病，并倾向于忽略对身体机能良好者的分析。这种健康观念的局限性在于，虽然我们在了解异常情况方面获得了大量知识，但对于正常状态的认知却极少。因此，我们在促进身体机能提升和预防疾病方面的努力反而有所不足。医学逐渐变成了一门研究疾病或"受害者"的学科。

在医学领域，存在个体偏向和群体偏向之间的差异，而且人的身体和心理可以被视为相互独立的部分或一个整体。对于医学的研究对象，人们争论着是疾病还是完整的个体。这些问题反映了现代医学内在的深层次分歧和争议，也揭示了现代医学中存在不完善和不成熟之处。正如国内的一位学者所说："完全将健康寄托于医学——实际上往往只是医疗——显然是片面的。首先，源于18世纪的现代医学的能力有限；其次，现代医学不仅包括临床医学，还包括预防医学、医疗服务和公共卫生、健康管理、疾病控制；第三，仅仅依靠医学并不能带来幸福——也就是身体、心理和社会的完整状态。"世界卫生组织的研究指出，在影响个体健康和寿命的四大因素中，人的行为和生活方式占60%，社会环境与气候因素占17%，生物学基础占15%，而医疗服务仅占8%。1992年，世界卫生组织发布了《维多利亚宣言》，提出"合理饮食、适量运动、戒除烟酒和心理平衡"是人类健康的四大基石，可见社会因素对健康起到至关重要的作用。

人类对物质构成的认识经历了从分子、原子、质子、中子到目前的夸克；从相对论对经典物理学的挑战到量子力学；从线性系统到非线性思维的复杂性科学；等等。这些现代科学和哲学理论成果，可以说在一定程度上颠覆了现代人的"物质—还原论—逻辑"认知体系，"还原论并非唯一正确的方法论，从关系上认知是不能忽视的一种认知方式，从整体属性上思考是不能忽视的一种思维方式"。传统的健康社会认知将视线聚焦于消除绝对疾苦，制造长命百岁的乌托邦，这意味着只关注疾病的向度而忽视健康的向度。健康中国战略的实施需要对健康社会认知的方法论和思维方式的变革进行讨论。

（二）健康社会认知的思维基础

1. 人的整体属性思维

人是自然属性、社会属性和思维属性的统一体。人的健康问题应该全面体现人的属性，不仅考虑自然属性，还要考虑社会属性、思维属性。

人的自然属性是人在生物学和生理学方面的属性，重点是回答人的本原和本质问题。人的社会属性包括人类共生中的相互依存性、人际关系中的社会交往、人在伦理关系中表现出的道德性以及生产关系中的劳动合作性等基本内涵。人类的健康必然受到各种社会因素的制约和影响。因此需要从心理、思想、文化等不同角度探讨人类的生命活动，探寻生命现象。人类的本质属性在于能够思维、会说话，能制造和使用生产工具进行劳动。《辞海》这样诠释思维："思维属性是人的心理、意识活动的特性。思维是反映客观现实的能动过程，它既能动地反映客观世界，又能动地反作用于客观世界。"人体是一个复杂的动态平衡体系，不断与周围环境进行物质、能量和情感信息交流。人不仅是生物意义上的人，更是整体的人。健康和疾病也不是堆砌一系列生物学测量指标就能获得良好解释的，必须在生物层面（分子、细胞和组织器官）、心理层面、行为和社会性层面做出整体性和系统性的解释。在人的生物社会化和心理社会化过程中，涉及人体与环境的矛盾统一关系问题、人体内环境平衡问题以及人体各个层次间生命系统活动的相互关系问题。这些问题都体现出人体在健康或患病时的生理或病理过程中，各个局部之间、局部与整体之间、健康与非健康之间的矛盾和统一。因此，研究健康认知必须坚持局部与整体相统一的原则。随着人类疾病谱的改变，疾病的复杂性已经远远超出了过去的想象，出现了各种"失调"型疾病，也称"关系病"，它们所占的比重越来越大，如机体内各种关系"网""轴"的失调、微生态系统失调、心理失调、生活方式失调等。健康社会认知需要强调有机的关系和相互关联的思维，增进健康，预防疾病，不但重视机体内环境的动态平衡，还要努力构建内环境和外环境平衡。

2. 结构—功能思维

《中国大百科全书》定义"结构"为"系统的诸要素所固有的相对稳定的组织方式或联结方式"。《自然辩证法百科全书》对"结构"的诠释为"物质系统内部诸要素的秩序，是诸要素相互联系和相互作用的方式"。所谓"功能"，是系统自身的形成、变化过程，以及其与环境相互作用的属性、功用、能力。人的健康与疾病包括结构与功能两个方面的内容。如何理解人的结构、功能，以及结构与功能之间的关系；如何理解人的结构性病变、功能性病变，以及结构性病变与功能性病变之间的关系，是医学与健康的重大理论问题。功能性病变"一般指临床上表现出某一疾病所特有的症状，但运用目前的检查技术还查不出任何器官组织结构上的变化。这类疾病大多与精神因素有关"，如非解剖结构的功能异常、心理和精神异常等。器质性病变是人的解剖形态发生的病变，指组织结构上有病理变化的疾病，与功能性病变相对。这种病变可以找到病理解剖的根据，运用现代检测技术可以认识其解剖形态的病理变化。

人从整体上看是以功能为基础的功能—时间—空间结构，同时包含时间结构（如生物钟）、空间结构（解剖形态）、功能结构（如各种功能轴）等。对于人的结构与功能的认识，有学者谈道："一是人的各种结构都不是机器那样的'死'结构，而是'活'结构，是在自我更新、自我复制、自我调节的生命过程中生成并消失着，一旦生命功能过程停止，结构就瓦解；二是人的结构的多样性。只承认解剖形态结构，不承认除此之外还有另外的结构的观点是不合实际的；三是不仅要认识结构产生各负载功能的关系，更要认清功能形成和维护结构的关系，不仅要认清解剖结构与功能的关系，更需要深入认识非解剖结构与功能之间更为复杂的关系。"

帕森斯的结构功能主义理论认为，从整个社会行动系统，到构成社会的小群体、家庭和比较复杂的社会组织，都有一些最基本的共同结构。这些结构在运行中既有一定要求，也要发挥某种特定的功能：第一，社会系统对环境的"适应"功能。对环境的适应就是维持社会系统与周围环境各个层面间的能量交换，包括从外部环境获得足够的资源或能力并合理地、趋于动态地进行资源或能力的配置。在社会系统内部的各功能子系统中，经济系统主要承担了适应的功能。第二，"目标实现"功能。社会系统必须设定"目标实现"功能，才能够将社会成员的活动集中于一个方向。如果一个社会没有明确的目标，那么社会系统的运动方向就是混乱的。而实现社会目标的方式便是激发和调动该系统中相关能力和能量的功能。政治系统主要承担了确定目标及实现目标的功能。第三，整合功能。该功能使社会系统各组成部分相互协调，共同形成一个互相配合、秩序井然的整体，共同适应外界环境并达成系统目标。整合功能的实现是以适当的情感纽带为基础的，而情感纽带具有超功利的性质，也就是说，情感的产生不应以经济利益计算为基础，而要基于群体的凝聚感和共通性，否则社会系统的整合功能将会因为利益冲突而不稳定。社会共同体系统承担了整合的功能。第四，潜在的模式维持功能。是指根据一定的规范和原则，维护社会系统的行动秩序和活动方式连续性的功能。社会系统是一个不断变化的系统，某些社会活动的不连续会造成社会系统运行的间歇性。然而，社会系统并不会因为暂时的中断而停止运作，而是会通过一系列文化要素——如符号、规范和观念等——来维持自身的运行模式。一旦社会成员遵循这些规范和原则，系统就会重新运转。

研究健康的社会学家认为，社会结构是分配健康资源及其实现机制的关键要素，其中处于优势地位的社会阶层起到主导作用。所谓"健康问题"实际上是社会问题，因此应该通过改进社会关系、建设和谐社会的方式来促进健康公平。

中医对世界的认识也属于一种建构，但这种建构是用"象"完成的，中医的"象"是对世界本质特征的抽提，用"象"建构的世界与西方用要素建构的世界有着本质差异。藏，指藏于人体内的内脏；象，指外部征象。藏象本义为内之"藏"（脏）表现于外之"象"。藏象学说建立了人体生命过程中各种外在的生命特征和生命状态与人体内部五脏六腑之间的关系。藏象学说在人类认识领域中超前地为人类提供了一种研究多参数非线性的极其复杂体系的科学研究方法，即模式识别法。

中国医道注重整体的"人"，没有把人简化为生物学客体，认识到许多超出解剖学视野的重要现象和规律。中医学的思维特征是由表知里，通过对脏腑经络的功能性变化的感知，把握疾病发生原因、传变机理，与运用仪器、直接从病变部位摄取质方面的材料来把握病变机理的实测、量化方法有所不同。中国藏象学说是对人体功能结构的根本认识。

（三）新时代的健康社会认知框架与表达

现代医学的任务不是创造幸福，而是把不幸——疾病和残疾——从人们的生活中祛除。这不完全符合全民健康的价值理念。国内学者唐钧和李军评论道："现代医学依然存在诸多不完善和不成熟。"那种以治病为中心的模式无法解决当下以及未来社会发展面临的健康问题，无法有效地照应国民的健康。虽然已有国内学者对健康的认知进行了探索，但还是比较碎片化。如何遵循"把以治病为中心转变为以人民健康为中心”的基本理念，实现全民健康，需要新的认知思维方式来说明理解、研究、解决健康问题的立场、观点、方法，需要医学界、社会学界、管理学界、经济学界等相关学科的专家学者及相关政策部门形成新的共识。

人体是一个复杂巨系统，是一个有灵性的网络体系。生命结构是生命活动的物质基础，结构存在的意义便是实现应有的各种功能，使人体能够在不断的适应、变化和运行中达到稳定的状态。机能活动是人体结构内部组织改变的表现。人不是机器，唯结构论会让我们在社会、心理和生物多因素相关疾病的处理方面束手无策。结构与机能二者是相互制约也是相互统一的。对人的健康研究或健康社会认知要体现人的完全属性，体现人本自然、人与自然同构，体现社会环境对人体健康和疾病发生、发展的影响，体现人的主动性及其对机能提高的促进作用。为此，我们对健康观进行了超越传统认识的重新理解，构建了一个用于进一步讨论，并能够作为健康促进与健康治理实践逻辑起点的健康认知框架。

第一，健康的动态平衡与适应功能。即身体内环境与外环境处在一个动态互动的过程中，并在这个动态互动的过程中达到一种平衡。而这种平衡就是身体内部环境适应外部环境，随时节改变的过程。实际上，环境对人的机体的影响完全取决于机体的状态，无论是古代中医的阴阳五行学说还是现代医学，都认为身体具有免疫能力，或者称为自我疗伤的能力，这种能力便是机体内环境与外环境的适应能力。

第二，整体健康的目标实现功能。如果将身体比作机器，则器官和组织就是所谓“零件”，每一个“零件”都有其应有的功能和目标，而人体本身是一个有机联系的整体，人体内部部分与部分之间既是连续的、不可分割的，又是互相制约、互相作用的。因此人体内部各部分、器质性病变与功能性病变具有整合的需求和倾向。形与神俱是维持健康的目标。

第三，人体内外环境整合功能。人只有与外界环境构成一个有机的整体，通过从外界汲取、调动和分配机体内部的能量和营养物质，促进各个器官和组织的功能任务正常完成，才能实现作为整体的身体的健康状态。因此，需要强调人体内环境（生理和心理环境）与外界自然环境、社会环境之间的整合关系，只有身体具有整合内部环境及其与外部环境关系的功能，才能达到健康的目的。

第四，人体的模式维持功能。人体有时也会暂时偏离正常的运行"轨迹"，但是在偏离的一定范围内，人体具有自我修复、还原的能力及在追求健康中的能动性，这就是人体的模式维持功能，或者说人体的自愈能力。追求健康不能仅以医学中的"疾病"为焦点，而应转向倡导"个体自主"。在针对"病灶"（和指标）进行对抗治疗的同时，更要促使病人反思和修正不正确的生活方式和态度，消除致病因素。

基于上述健康认知框架，我们可以将人体这一巨系统的健康认知表述为：健康究其本质是指人在面对环境挑战时的躯体、心神、社会和社交参与的自适应与自我管理能力，并保持形神合一，形成人与环境相对平衡、和谐及有序的通顺状态。

这里的"人"可以是个体，也可以是群体；"环境"（对个体而言）包括内环境（生理环境与心理环境），也包括外环境，如自然环境（地理位置、季节、昼夜时间、气候、生存空间、理化因素）、社会环境（政治、经济、文化与制度）以及交互环境（生活与行为方式）。

这一表述中的"躯体"内涵主要体现了人的自然属性，对应生物科学和生物健康的维度。躯体或生理健康指人体的结构完整和生理功能正常，也是现代医学的主要研究领域，即研究生物的各种变化及内外因素作用下身体发生异常变化的途径和规律，研究生物因素对人类健康的影响机制。

"心神"对应意识或思维科学和思维健康的维度。心神健康探索思维或意识与健康的关系。人的形体运动受精神意志支配，精神意志坚强的人，在同样恶劣的环境条件下，身心遭受的损害比意志薄弱者轻得多。心神健康的判断原则：一是一个人的认识、体验、情感、意识等心神活动与行为是完整和协调一致的统一体；二是心神反映的客观现实在形式或内容上应同客观环境保持一致；三是人格应具有稳定性，即一个人在生活经历中所形成的个性心理特征具有相对稳定性。

上述表述中的"社会和社交参与"体现了人的社会属性，属于社会科学体系与社会健康维度，当下主要研究社会因素及社会波动对人类健康造成的危害及其发生机制，探索社会环境与健康的关系。社会和社交参与健康主要体现在文化认同、社会交往、环境适应、抗御挫折与自我调节、角色转换、竞争与合作等能力上，即能够通过与社会保持良好的互动关系，明确做人所应有的品德，实现对社会的创造性贡献。

"平衡、和谐、有序"指天人、内外、身心、人我、我理等五对矛盾在发展中平衡协调、相互依存，促进生命活动的和谐、协调、有序。"自适应和自我管理能力"指健康的获得不是一个自然的过程，也不是盲目的追寻过程，而是基于科学理念，利用科学手段和自我管理意识，适应不断变化的环境，始终追求健康的过程。

这一健康认知表述既从物质的客观实在和基本构成的角度去认识人的世界和揭示健康的本质，也从人这一主体所处的背景与其存在的环境之间的相互关系和变化规律上，整体认识和把握人的健康。这一健康表达形成了"环境—能量（信息）—人（人类个体）"模式，即以健康为主导的健康模式，提出了外在的环境因素、内在的人类个体因素、沟通内外关系的能量信息三大影响人类健康的因素。环境是人类赖以生存发展的外部世界，人体通过新陈代谢、参与社会劳动和社交活动，与自然环境、社会环境保持着种种联系，不断进行着物种、能量、信息的交流和调节。能量（信息）包含两个方面，维持人体生理活动的能量包括食品营养物质、空气（氧气）、水，以及能影响体内能量代谢的其他物质等；维持人体精神和心理活动的能量包括视觉听觉信息、生存信息、社会信息与知识信息等。人（人类个体）包含内在的生物性因素、心理因素和生活行为因素，因此不能仅仅从生物个体的物质实体层面来研究人，更重要的是必须从心神、社会、行为等多角度进行研究。人体的复杂性打破了线性、均衡、简单还原的传统范式，需要致力于非线性、非均衡性和复杂性系统研究。

这一健康认知理论模式能够帮助医生和患者以系统理论为指导，汇集、组织所有生物信息，站在功能变化的立场上看待、揭示生物功能和结构的本质，解释基因遗传学与环境之间的联系，探讨疾病病因；重视环境对健康和疾病产生的重要性，认识到人体是生理、心理和精神内外动态平衡的有机整体；帮助医生和患者全方位理解影响器官功能平衡状态、导致机体老化及疾病产生的决定性因素，能够以不同于临床的视角来管理患者，有助于共同建立一个更加科学有效的健康管理体系。新时代下，这些构建新医疗模式的原则和理念将指引我们找到促进健康以及治疗疾病的新出路。

三 健康治理体系创新中的理念价值

总体来说，目前现代医学的诊断技术仍处于诊断已病的阶段，也就是说哪怕一项诊断技术再先进，也只能诊断出那些已成形的疾病，这显然无力支撑健康中国建设。健康中国建设亟须创新健康理念，形成新的健康观。要想真正抓住健康的价值，除了纯粹医学技术外，还应关切和体悟其科学、哲学以及艺术层面，需要以道御器、以神御形，以形而上，御形而下。本文提出的健康社会认知框架及表达，以博大精深的中国传统文化为基础，结合整体论和整合观，再与西医的还原论相融合，提出了新的健康文化认知基础，以此形成全新的健康理念。这不仅有助于破解当前医学发展所面临的困境，更为实施健康中国战略提供了坚实基础。我们希望在为全面建设社会主义现代化国家、实现第二个百年奋斗目标和中华民族伟大复兴做出贡献的同时，也能够更快、更远、更好地呵护人类的健康事业。

（一）新理念促使形成以健康文化为先导，在健康治理体系创新中实现"健康价值"全面提升

对文化的定义虽然众说纷纭，但有一点是公认的，即文化是与自然相对应的一种有人为因素掺入的状态或结果。人类不同于其他动物的最重要标志就是有高级思维，所以与人类思维有关的思想观念、认知方式以及在此影响下的行为方式等，很自然地就成为文化的核心。广义的文化，泛指一切人类创造物——无论是精神的还是物质的。在此意义上，科学也属于文化范畴。科学产生于文化，而后又逐步从文化中独立出来。前文的健康认知框架论述强调，模式维持功能的实现要依靠文化系统的支持。医学的属性也决定着"文化'行'则医学'强'"。樊代明院士指出，健康中国建设应促使医学从文化上提升对生命本质的认识，健康文化需要不断创新和发展。首先，医学的发展与文化之间存在失衡，或者说医学文化的缺失，导致现代医学缺乏灵魂。其次，在全球范围内，人类文化（包括医学文化）已经发展了几千年，但我们现在仅仅使用历史不足几百年的单一领域的医学伦理文化来取代几千年的全球人类文化，这显然是有限的。最后，与过去相比，当代人类面临的疾病谱

已经发生了根本变化，例如老年病、慢性疾病等内源性疾病，这些疾病有多重病因和靶点。现代医学仍在使用简单的、线性的、直接的、只针对体外应对传染病的方法来处理这些复杂的、非线性的、间接的、体内自生的慢性疾病，这导致常常事与愿违。从缺乏灵魂到有限的能力，再到常常无法达到预期效果，我们必须全力重塑医学文化。

生命或曰性命是一切健康问题的根本，无命，健康也就无从谈起。健康社会认知框架及表达实际上提出了一种生命式文化，即以关系人类幸福生活、关心人类精神世界的健康为责任的文化。新健康理念要求技术和经济模式得到生命式文化的审视，新健康表达展现的基本原则是任何技术的设计以及开发使用，都必须以保护环境和呵护人类心灵为前提。

百年来的中西医之争，其背后隐藏的是一系列文化问题，本质是不同的医药健康认知思维模式、价值观和行为方式。健康认知思维模式就是人们认识、思考、处理健康问题的方式。不同观念影响下的人，对信息的接收、储存、分析、综合、整理、判断、提出解决方案等过程，都可能有所不同，甚至截然相反。行为方式是指人们在思想观念影响下而表现出来的外表活动，也可以说是对认知思维过程提出的解决方案的具体执行。健康治理究竟向何方发展，取决于由什么样的健康医学文化来引领。弘扬中国健康文化，推进健康中国建设，是推进人类健康问题治理能力中国式现代化的中国智慧、中国方案。

（二）　以新理念谋划医学发展，弥合医学中的两极分化

一个多世纪以来，两种明显对立的疾病模型主导了我们的价值取向。一方面，根据生物模型，疾病是由分子通路的问题导致的，因此，要想消除疾病，最好的办法就是了解这些通路，并以这些通路为靶向。不可否认，科学发展和技术创新是人类战胜大灾大疫的锐利武器。人类战胜大灾大疫离不开科学发展和技术创新，时刻防范卫生健康领域重大风险，构建起强大的公共卫生体系，一个极为重要的方面就是强化科技支撑。另一方面，根据疾病的社会模型，疾病是由社会问题导致的，因而增进健康的最好办法就是解决这些社会问题。这两种模型总是彼此独立地运作着，因为它们吸引了不同的人，这些人接受了不同的训练与社会化过程，并且随着时间的推移，他们都倾向于视彼此

为异类。生物模型与社会模型之间的鸿沟，削弱了我们保障患者健康和人群健康的能力。在治疗疾病、实现健康面前，只有兼容并包，才能前进。只有在生物医学与社会医学之间的鸿沟上架起一座桥梁，摒弃那种非此即彼的方法，才能转向更为综合的健康理念。由此，应让学校开发出一些课程，强调"为解决问题而学习"，而不是单纯地开设生物学课程或社会学课程，新健康理念促使教育环境发生改变，以新内涵强化医学生培养，以新医科统领医学教育创新，使学生的社会化方式得以改变，随着时间的推移，那种两极分化才能够慢慢弥合。新健康表达的综合健康理念有助于生物医学与社会医学的弥合。

新健康理念有助于弥合临床医学和预防医学之间的隔阂。新的健康社会认知框架及表达，将推动医疗领域的理念转变：从"以治疗为主"转向"全周期的预防、治疗和康复"，并且加速以疾病治疗为中心向以健康为中心发展，服务于人类的全生命周期和健康全过程。这种转变也引领了从"医疗援助、公共卫生、健康促进"到"健康促进、公共卫生、医疗援助"健康管理模式的变革。这种新理念和新科技的内涵，对现有的医学专业建设提出了新的要求，包括理念内容、方法技术和标准评价，从而强有力地推动医学领域和多学科深度交叉融合，形成"大健康"的理念。

现代医学发展至今，正面临诸多瓶颈，虽已倡导并推进医学模式和健康理念的转变，但效果尚不尽如人意，而中医药以其与西医药的优势互补特征，恰成为突破西医发展瓶颈的"良药"。新冠疫情防控的实践再次证明，中西医互补模式正成为人类生命健康领域的最佳模式。而打破中西医壁垒，实现中西医优势互补的宏伟目标，势必需要中国所有医务工作者均能做到中西医兼通，而当下医学教育尤其是西医院校缺少中医学教育的现状，已成为实现此目标的障碍。因此医学教育改革势在必行，凡中国医生均应具有相当的中医综合素养。事实上，1954 年毛泽东就已指示："今后最重要的首先是西医学中医，而不是中医学西医。"同年 10 月 20 日《人民日报》发表社论《贯彻对待中医的正确政策》，提出"积极号召和组织西医学习研究中医学，这是当前解决问题的关键所在"。

（三） 新理念促进回归以病人为中心的价值医疗，打造全方位、全生命周期的健康促进服务体系

在现代医学中，往往基于仪器检查和化验数据来描述身体结构或功能上的异常。仪器成了现代医学中判断病情的重要工具，使得疾病可以摆脱病人主观感觉而独立存在。因此，仪器检查改变了有史以来疾病的概念，使得疾病从患者主观感受的不适转变成可以客观判断且可脱离患者感受而存在的异常状态。这一转变使得病人的地位从主动变为被动。新健康理念强调重视患者"人的价值"，而非患者的"疾病价值"。

习近平在 2020 年 6 月 2 日的专家学者座谈会上指出："把全生命周期健康管理理念贯穿城市规划、建设、管理全过程各环节。"新的健康社会认知框架强调了健康影响因素的广泛性、社会性、整体性，以及协调和整合社会资源、促进社会行动和促使全社会共同承担健康责任的要求。即从患病后的被动治疗和管理拓展到对各种影响健康的危险因素的监测、干预和管理的转变；从针对个体不良行为和生活方式的管理到对各种健康决定因素的管理的转变；从关注健康结果到关注影响健康的自然、社会环境和条件的转变；从针对个人的临床医学与预防医学，到针对群体的公共健康，以及拓展到社会、经济、文化、政策、法律、制度等视角的转变。完善人民健康促进政策，提升疾控部门地位，向疾控部门增权赋能，是由"以治病为中心"向"以人民健康为中心"观念转变指导下健康中国建设的首要之义。

（四） 以新理念构建人类健康命运共同体

新的健康社会认知框架凸显了健康与环境的密切关系，以及"天人相应"的健康理念。人与环境伴随着全球跨区域的人、物流动和人类命运共同体的构建，任何国家和地区在人类健康安全问题上都不能独善其身。新冠疫情的暴发和防控表明，信息的及时共享以及协同治理显得如此重要。构建人类健康命运共同体，以期通过使用信息和通信技术促进疾病的防控、诊断和治疗，增强初级卫生保健服务的可及性，推进"互联网+医疗"高质量发展，加快初级卫生保健和全民健康覆盖的推进，预测和监测疾病的传播。综合运用 5G、大数据、人工

智能、区块链等先进信息技术赋能健康医疗服务，有机整合相关要素资源，不断提高医疗服务的便捷性、精准性和智能化水平。随着数字健康越来越普遍，"健康的数字决定因素"在构建人类健康命运共同体中的作用越来越重要。

四　结语

中国健康战略从"以治病为中心"转变为"以人民健康为中心"，这是我国卫生与健康工作从理论到实践的一次重大飞跃。这意味着，健康事业的发展需要对相关领域的工作范畴重新界定，需要用全新的健康社会认知解释健康现象。传统和固化的思维方式会禁锢我们的发展，需要我们运用批判性思维不断学习、经常反思，提升认知水平。健康理念的转变及健康价值取向统领健康实现的路径或技术，需要在历史中汲取养料，从中国实践出发，放眼医学发展前沿，创造性地思考中国健康治理模式、中国规律、中国范式。目前国内虽在健康相关领域方面进行了大量的探索，但由于全社会还未走出传统健康认知的误区，相应的政策和市场不成熟、不完善，引发诸多问题和矛盾，对健康问题的讨论如果不能摆脱以"疾病"和"医疗"为终极目标的传统健康认知的路径依赖，"很可能会使中国的健康社会政策走上一条趋于无解的迷途"。

新健康理念不仅把人看作自然、社会、思维属性的整体，而且认为人是生存在"人—自然界—社会体系"的整体中，并将预防、治疗与康复看作卫生健康服务的整体。把健康问题置于一个巨大的"场"中进行认识，认识的层次沿着个体—家庭—群体—社会—生物圈—宇宙场的路径进行。实际上，健康社会认知体现的是一种健康价值观，是指社会或个体对健康各方面的价值进行评价的标准和主观看法。健康价值观是种相对稳定的健康价值取向，能促使社会和个体运用价值尺度来评价社会、民众、自己或他人的健康状况，具有动力性和引导性。不同的科学与社会发展阶段，不同的文化传统，存在与之相对应的不同健康价值观。人类在健康维护及推进实践的过程中总是不断面临新挑战，新的健康价值观在其中孕育。本文所提出的健康社会认知倡导这样一种价值理念：把人看作一个具有整体属性、有灵性的网络体系，一个具有生命意识、价值观和欲望的生命体；在考察疾病或健康的生物学过程时，需要考虑它们所处的自然和社会背景，从人与其存在的环境之间的相互关系上整体认识和把握，树立结构功能的复杂性系统思维。今天，虽然医学大大发展了，但人类对自身的认识，与对宇宙的认识一样，还只是冰山一角，纯技术不能解决所有健康问题，要从生物因素转向复杂多因素的考察。我们希望这一健康社会认知价值理念能够最大限度地提升人们对健康和疾病——这一人类完整生命中不可分离的现象的科学认知水平，走出"健康就是不生病"和保持健康必须"以治病为中心"的误区。同时，我们希望这种新的认知能够成为人们在健康治理领域进行深入理论探索和实践的合理起点。

参考文献

《疫情下的中国公共卫生体系》，"钛合智库"百家号，2020 年 2 月 14 日，https：//baijiahao. baidu. com/s？id＝1658473492871881675&wfr＝spider&for＝pc。

《WHO：中国老龄化与健康国家评估报告》，https：//apps. who. int/iris/bitstream/handle/10665/194271/9789245509318-chi. pdf。

〔美〕威廉·考克汉姆：《医学社会学》（第 11 版），高永平、杨渤彦译，中国人民大学出版社，2011。

《2019 年最健康国家指数排行：最健康的国家是它》，央视网，2019 年 2 月 26 日，http：//news. cctv. com。

刘德培：《人民共建共享"大健康"》，载国家卫生和计划生育委员会编《健康中国 2030 热点问题专家谈》，中国人口出版社，2016。

唐钧、李军：《健康社会学视角下的整体健康观和健康管理》，《中国社会科学》2019 年第 8 期。

郭学志：《健康学概论》，中国科学技术出版社，2012。

《世界卫生组织总干事谭德塞博士清华经管学院 2020 毕业典礼演讲全文》，清华大学经济管理学院网站，2020 年 6 月 22 日，https：//www. sem. tsinghua. edu. cn/ies/info/1005/1299. htm。

孙鹏程等：《中医健康状态辨识模式的研究现状与展望》，《天津中医药》2019 年第 3 期。

G. L. Engel, "The Need for a New Medical Model：A Challenge for Biomedicine," *Psychodynamic Psychiatry* 3（2012）.

《〈世界卫生组织组织法〉原则》，世界卫生组织网站，https：//www. who. int/zh/about/governance/constitution。

M. Huber et al. ，"How Should We Define Health？"*BMJ* 343（2011）.

黄开斌主编《健康中国——国民健康研究》，红旗出版社，2016。

杨春华、高勇夫：《整体健康学基础》，《黑龙江科技信息》2009 年第 12 期。

〔美〕F. D. 沃林斯基：《健康社会学》，孙牧虹等译，社会科学文献出版社，1999。

〔英〕米尔德丽德·布拉克斯特：《健康是什么》，王一方、徐凌云译，当代中国出版社，2012。

王东进：《全民医保在健康中国战略中的制度性功能和基础性作用（上）》，《中国医疗保险》2016 年第 11 期。

毛嘉陵主编《走进中医》，中国中医药出版社，2013。

辞海编辑委员会编《辞海》，上海辞书出版社，1979。

中国大百科全书总编辑委员会《哲学》编辑委员会、中国大百科全书出版社编辑部编《中国大百科全书·哲学》，中国大百科全书出版社，1987。

《自然辩证法百科全书》编辑委员会、大百科全书出版社编辑部编《自然辩证法百科全书》，中国大百科全书出版社，1995。

张其成主编《中医哲学基础》，中国中医药出版社，2016。

周立环：《浅谈帕森斯的结构功能主义》，《世纪桥》2015 年第 11 期。

刘少杰主编《国外社会学理论》，高等教育出版社，2006。

梁君林：《西方健康社会学研究的发展》，《国外社会科学》2010 年第 6 期。

杜本峰：《社会变迁与健康的本质表达及价值》，《医学与哲学》2019 年第 13 期。

石英：《文化与科学：中医的知识社会学解读》，《光明日报》2020 年 5 月 18 日。

王小波、王奇：《樊代明院士：文化"行"则医学"强"》，《经济参考报》2020 年 5 月 20 日。

王淑军：《加强中西医结合须根除中西医壁垒》，《中国中医药报》2020 年 6 月 3 日。

健康中国与医疗保障

健康中国研究（第二辑）

第 171~192 页

© SSAP，2023

综合医改有利于个体就医吗？

——基于就医行为视角的实证检验

邓体扬　杨华磊[*]

摘　要　综合医改试点是中国医疗卫生体制改革进入深水区的重要举措。为探究综合医改对个体就医的政策效应，即综合医改是否缓解"看病难"和"看病贵"等问题，本文以综合医改作为一项准自然实验，利用 2012~2018 年中国家庭追踪调查数据，采用双重差分法探讨中国综合医改对个体就医行为的影响。研究发现，综合医改对缓解居民"看病难"和"看病贵"问题有显著作用，但政策效应存在显著的城乡差异和年龄差异。本文认为，应在后续中国的医改中，总结试点省（市）的优秀经验，推动优质医疗资源下沉，进一步在中国农村落实"三医联动"，重点关注老年等弱势群体。对此问题的探究能够给中国医改政策进一步完善指明方向，对推进健康中国行动具有现实意义。

关键词　综合医改　个体就医行为　双重差分法

引　言

2009 年 1 月，新一轮深化医药卫生体制改革（简称"新医改"）

---

* 邓体扬，中南财经政法大学公共管理学院；杨华磊，中南财经政法大学公共管理学院。

方案正式出台，试图解决中国长期以来"看病难""看病贵"这一民生难题。新医改是一项长期复杂艰巨的系统工程，随着改革推进，各种问题凸显，为解决新医改过程中出现的难题，加强改革联动性和加大改革力度，切实推进基本医疗保障制度建设、国家基本药物制度建立、基层医疗卫生服务体系健全、基本公共卫生服务逐步均等化和公立医院改革试点五项改革，2015 年国务院医改领导小组决定开展省级综合医改①试点，11 个省（市）陆续展开试点。2022 年 10 月，党的二十大报告指出，深化医药卫生体制改革，促进医保、医疗、医药协同发展和治理，与综合医改基本理念相同，为深化医改指明方向。

迄今为止，综合医改已持续 8 年，那么，综合医改是否体现了良好的政策效应？是否解决了"看病难""看病贵"等社会顽疾？对此问题的探究能够给中国医改政策进一步完善指明方向，也有利于给其他国家（地区）提供经验，对推进中国和世界医改进程，提高人民健康福祉具有重要的现实意义。

一　文献综述

国内外对中国医改已展开广泛研究，本文从中国医改政策评估和理论机制两个方面进行文献综述。

（一）中国医改政策评估

我国医改政策评估文献以新医改为主，同时新医改和综合医改联系紧密，新医改领域的研究方法和研究结论对综合医改政策效应评估有借鉴意义，因此本文首先对新医改领域文献进行综述。新医改整体政策效应评估方面，在新医改政策历经 5 年之际，基层医疗卫生机构的公益性、积极性和可持续性均得到了提高，百姓对基本公共卫生服务的可得性得到了提升，医疗保险覆盖率达 95% 以上，但也存在公立医院改革不足的问题，造成卫生费用增长过快，患者"看病贵"的问

---

① 综合医改，即医药卫生体制综合改革。为增强医改的整体性、系统性和协同性，国务院医改领导小组于 2015 年 2 月决定在 4 省开展省级试点工作，2016 年 5 月增至 11 省（市），统筹推进医疗保障、医疗服务、药品供应、公共卫生和监管体制综合改革。

题并未得到有效解决。在新医改政策历经 10 年之际,我国卫生服务的供给端得到显著改善,卫生服务的供给内容、供给主体、供给能力等方面得到发展,但在分级诊疗制度、现代医院管理制度、医疗保障制度、综合监管制度、药品管理制度等方面仍存在问题。从新医改的局部政策效应评估方面来看,新医改促进了老年人医疗保健消费,降低了居民对收入的依赖性,却未能改变少儿抚养比对居民医疗保健支出的抑制作用;我国分级诊疗实践呈现改革联动性不强,双向转诊、上下联动效果不明显,基层医疗机构服务能力不强等问题,"三医联动"① 是建立分级诊疗制度的重要举措。

新医改的政策目的在于解决我国"看病难"与"看病贵"的问题,但效果并不显著,部门利益冲突、政策短视效应、多元利益博弈等多重因素阻碍了综合医改政策的实施。国内学者主要从供给侧给出了解决方案,存在市场和政府两条路径,"看病难"和"看病贵"同时存在的原因在于我国医疗领域市场化不足,以及准入管制、价格管制造成的竞争机制和创新机制不足,其解决途径在于供给侧结构性改革,包括改革市场准入机制、价格机制和竞争机制。从公共经济学视角来看,医疗服务供给市场的低效和供需矛盾造成了"看病难"与"看病贵"的问题,应加强政府责任,发挥公立医疗机构作用,引入私人部门参与市场竞争,同时强调政府的有效监管。除此之外,国内学者针对医改推进路径提出建议,医疗保险的功能并不只在于被动支付,更在于主动引导医疗资源配置,促进分级诊疗体系形成,医疗保险统筹层次的提高有利于地区间互助共济,但需要提高地方扩面和控费的积极性。增加公立医院财政投入将加剧其规模扩张,同时提高住院率和均次医疗费用,应完善政府需方投入机制,将更多的财政资金投入其中。目前,国内相关新医改政策的文献主要探讨公立医院的人力资源管理、财务管理、档案管理等。

在综合医改方面,现有文献以描述政策效果为主,较少做实证分析研究。各综合医改试点省(市)积极探索改革路径,形成典型医改经验:安徽开展紧密型县域医共体和城市医联体建设,推广"两包三

---

① "三医联动",即医保体制改革、卫生体制改革与药品流通体制改革联动,是综合医改的重要举措之一。

单六贯通"改革思路；福建实行党政"一把手"医改负责制，构建基层慢性病医防融合新模式，树立三明市医改标杆；浙江全省推行"最多跑一次"改革，强调数字化和医疗服务领域的融合发展……众多学者对各地综合医改政策进行了总结分析，形成了一批试点经验。

对于综合医改的政策效应，现有文献主要从以下几个方面展开研究。研究结论方面，政策效应呈现两面性：通过促进公立医院改革，综合医改有效解决了"看病贵"的问题，但是其缺乏对医疗卫生领域工作者的激励，因此并未显著提高医疗服务水平；试点缓解了"看病难"的问题，但同时带来了一些预期外的负面政策影响，如增加了患者的门诊检查费用；通过综合医改，自费医疗支出得到显著降低，但是居民的绝对医疗支出仍处于较高水平，这一现象仍有待进一步改善；试点政策总体上有利于降低居民医疗费用，降低住院患者人均医疗费用，但对门诊患者人均医疗费用的影响并不显著。研究设计方面，诸位学者在考察综合医改的政策效应时，因变量以全科医生数量、居民就医满意度、医疗水平认可度、医疗支出等为主。研究的异质性和机制方面，现有研究关注了住院支出与伤病支出的差异和城乡差异，也在中老年群体中对性别、年龄、城乡和是否患有慢性病方面展开异质性分析。

目前国内外对新医改的研究已形成体系，但综合医改的研究仍存在进步空间。首先，概念界定上，学界对新医改具有统一准确的界定，综合医改不同于新医改，其研究处于起步阶段，现有文献对综合医改政策的内涵缺乏相关说明。其次，研究设计上，上述研究较多关注医疗支出，从医疗费用的角度来衡量综合医改的政策效应，但在实际中医疗费用只是综合医改政策目标的一方面，部分学者关注了居民就医满意度和医疗水平认可度变量，但用这两个变量来衡量"看病难"问题缺乏一定的客观性。最后，目前采用双重差分法和微观数据进行因果识别的研究较少，且研究结论缺乏一致性，有必要进行深入研究。

（二）中国医改理论机制

相较于"补供方"，医疗卫生领域资金逐渐向"需方"倾斜，这样既能提高财政投入效率，又能提高地方政府积极性。因此本文站在

"需方"视角，从个体就医行为来评估综合医改的政策效应。

就医行为在学界没有统一的定义，国内学者对个体就医行为曾做出相关论述。居民就医行为的三个基本指标是居民患病时的疾病处理方式、对医疗机构的选择和就诊方式。本文从综合医改缓解人民群众"看病难"和"看病贵"的目标着手，将个体就医行为定义为个体就医概率、就医医疗机构等级和就医费用。其中，就医概率直接反映了综合医改是否提高了个体就医的可得性和便利性，是否缓解了"看病难"问题；就医医疗机构等级反映了医疗资源配置和个体的就医偏好，综合医改是鼓励个体前往高等级医院就医，还是使个体在较低等级医院即可完成就医，体现了分级诊疗政策是否实现，医疗资源是否下沉，是否避免就医行为集中在大城市和大医院，所以就医医疗机构等级也在一定程度上反映了个体就医的"看病难"问题；个体就医费用是就医行为的结果变量，也是个体就医行为中最重要的变量，为较全面评估就医费用，本文将其分成医疗总费用和医疗自付费用两个方面，对就医费用的评估回答了综合医改是否缓解了"看病贵"的问题。

综合医改坚持"三医联动"，统筹推进医疗保障、医疗服务、药品供应、公共卫生和监管体制综合改革。本文针对综合医改对个体就医行为的影响机制提出以下几点假设。

第一，综合医改提高了个体就医概率，降低了就医医疗机构等级。综合医改通过建立分级诊疗激励约束机制、医疗联合体（以下简称"医联体"）、推广全科服务等方式来促进分级诊疗制度建立，改善基层医疗资源分布情况，方便个体就医，尤其是在基层就医；发挥社会资本在医疗领域的作用、完善社会办医优惠政策、完善多点执业制度、缓解医疗市场供需矛盾，使个体拥有更多的就医选择。

第二，综合医改减少了个体就医总费用和自付费用。综合医改全面推进公立医院综合改革，破除"以药养医"制度，建立科学合理的药品和医疗服务价格制度以及人事薪酬制度，从而降低供方道德风险，减少个体就医费用；同时全覆盖医疗保险体系提升了医疗保险统筹层次、改革了医疗保险支付方式，更好地发挥医疗保险降低个体就医费用的作用。

综上，基于 2015 年和 2016 年两批试点省级行政区的准自然实验，本文在中国家庭追踪调查（China Family Panel Studies，CFPS）数据的基础上构造4期面板数据，采用双重差分法（DID）构建模型，从就医概率、就医医疗机构等级、就医费用三个方面考察综合医改对个体就医行为的影响，并通过异质性分析探究综合医改对不同群体的影响差异。

本文的边际贡献在于以个体就医行为作为综合医改政策效应的研究视角，并从医改目标出发定义个体就医行为，关注医疗费用问题的同时分析综合医改对就医概率和就医医疗机构等级的影响，以补充现有文献研究的不足；并从城乡差异和年龄段差异角度进行异质性分析，使政策建议更具针对性。

二 研究设计

（一）数据来源

本文采用了CFPS 2012年、2014年、2016年和2018年的调查数据。CFPS由北京大学中国社会科学调查中心（ISSS）实施，其研究主题广泛，样本规模庞大，本文选用CFPS数据的原因有以下几点：第一，CFPS的调查对象覆盖试点地区全年龄段居民，符合本文研究对象范围；第二，本文重点研究综合医改对个体就医行为的影响，而CFPS中有大量针对个体就医行为的相关数据，为本文研究提供支撑；第三，综合医改自2015年起在多个城市展开试点，2012~2018年四期数据形成面板数据，为采用双重差分法评估政策效应提供数据基础。

截至2023年8月，省级综合医改共开展两批试点，如表1所示。本文将综合医改视为准自然实验，将2015年和2016年作为政策冲击的时间节点，第一批试点省份在2012年、2014年为政策实施前，在2016年、2018年为政策实施后；考虑到政策的滞后性，第二批试点省（市）在2012年、2014年、2016年为政策实施前，在2018年为政策实施后，据此生成综合医改试点时间虚拟变量。本文将试点省（市）作为处理组，其余省（市）作为对照组，据此生成处理组虚拟变量。

表 1   2015~2016 年省级综合医改试点

时间	试点省级行政区
2015 年	江苏、安徽、福建、青海
2016 年	上海、浙江、湖南、重庆、四川、陕西、宁夏

（二）变量设置

1. 被解释变量

本文分别从个体就医概率、就医医疗机构等级、就医费用角度考察综合医改的政策效应，回答综合医改是否缓解了中国居民"看病难"以及"看病贵"的问题。

首先，从就医概率切入，居民在综合医改前后的就医状况是综合医改对居民就医行为影响最直观的评估。为准确衡量居民是否就医，本文利用 CFPS 问卷中"过去 12 个月是否因病住院""住院总费用（元）""其他伤病费用（元）"3 个问题来评估，若居民过去 12 个月内因病住院，或过去 12 个月产生住院费用或其他伤病费用，则为就医，反之为未就医，将就医定义为"1"，未就医定义为"0"。

其次，本文关注到就医医疗机构等级。CFPS 问卷中给出了"您若找医生看病，一般是去哪儿"的问题，对应"综合医院"等 5 个答项，根据问卷中对答项的详细描述，本文参考我国《医院分级管理标准》，将其分为 3 个等级。其中，"综合医院"和"专科医院"归为二级及以上，定义为"3"；"社区卫生服务中心/乡镇卫生院"归为一级，定义为"2"；"社区卫生服务站/村卫生室/诊所"归为一级以下，定义为"1"。

最后，个体就医费用分别考察了医疗总费用（包括自付及报销部分）、医疗自付费用，对应 CFPS 问卷中"住院总费用（元）"和"医疗费用自付花费（元）"两个问题，本文对个体就医费用取对数。

2. 核心解释变量

本文的核心解释变量是交互项 CMR_{ict}，该变量表示某个地区是否经历综合医改。由处理组虚拟变量与时间虚拟变量相乘所得，其系数表示综合医改的政策效应。

3. 控制变量

个体就医行为除受到综合医改试点政策影响外，还受到其他因素的影响，本文控制了可能影响就医行为的个体特征变量。具体的变量设置情况如表 2 所示。

表 2　变量界定

变量类型	变量名称	含义	定义
被解释变量	就医概率	过去一年是否就医	就医 = 1，未就医 = 0
	就医医疗机构等级	一般去哪里就医	综合医院/专科医院 = 3，社区卫生服务中心/乡镇卫生院 = 2，社区卫生服务站/村卫生室/诊所 = 1
	医疗总费用医疗自付费用	过去一年医疗支出	对各项医疗支出取对数
核心解释变量	综合医改	是否进行综合医改试点	根据试点省（市）及年份判断
控制变量	年龄	被调查者年龄	调查年份-受访者出生年份
	性别	被调查者性别	男性 = 1，女性 = 0
	政治面貌	是否为党员	党员 = 1；非党员 = 0
	民族	是否为汉族	汉族 = 1，少数民族 = 0
	受教育程度	被调查者学历	小学以下 = 0，小学 = 1，初中 = 2，高中 = 3，大专 = 4，大学本科 = 5，硕士及以上 = 6
	健康状况	被调查者健康状况自我认知	非常健康 = 5，很健康 = 4，比较健康 = 3，一般 = 2，不健康 = 1
	医疗保险	是否有医疗保险	有医疗保险 = 1，无医疗保险 = 0
	户籍	被调查者户籍所在地	城市户籍 = 1，农村户籍 = 0
	婚姻	是否结婚	丧偶、未婚、分居和离婚 = 0，在婚 = 1

本研究最终观测值为来自 31 个省级行政区的 17125 个个体，为非平衡面板数据。变量的描述性统计结果如表 3 所示。个体的就医概率

均值为 0.726，表明大部分个体在被调查年份产生了就医行为；个体的就医医疗机构等级均值为 1.917；个体的医疗总费用和医疗自付费用在取对数后均值分别为 4.748 和 4.197，不同个体之间医疗费用差距较大；样本年龄在 16～94 岁，均值为 49 岁左右，分布较为均匀，男性和女性数量基本持平；个体健康状况均值约为 3，为"比较健康"；个体的医疗保险均值为 0.929，这表明大部分个体拥有至少一种医疗保险。

表 3　描述性统计

变量名称	均值	标准差	最小值	最大值
就医概率	0.726	0.446	0	1
就医医疗机构等级	1.917	0.877	1	3
医疗总费用	4.748	3.310	0	13.162
医疗自付费用	4.197	3.424	0	12.612
年龄	48.567	14.646	16	94
性别	0.488	0.499	0	1
政治面貌	0.036	0.187	0	1
民族	0.932	0.251	0	1
受教育程度	1.169	1.211	0	6
健康状况	3.109	1.216	1	5
医疗保险	0.929	0.255	0	1
户籍	0.274	0.446	0	1
婚姻	0.861	0.346	0	1

（三）计量模型

本文采用双重差分法（DID）识别综合医改对个体就医行为产生的政策效应，依据如下：第一，本文通过 CFPS 4 期调查数据构建了面板数据，符合 DID 使用要求；第二，DID 可以有效克服个体就医行为与综合医改试点间的相互影响，避免内生性问题；第三，针对综合医改政策效应的研究较少使用 DID 模型。模型设定如下：

$$y_{ict} = \alpha_1 + \beta_1 CMR_{ict} + \delta_1 x_{ict} + u_i + \eta_c + \gamma_t + \varepsilon_{ict} \tag{1}$$

其中，y_{ict} 为被解释变量，表示个体 i 在 c 省（市）t 年的就医行为，本文以就医概率、就医医疗机构等级、医疗总费用、医疗自付费用来衡量个体的就医行为。CMR_{ict} 为核心解释变量，表示个体是否受到综合医改政策的影响。其中，$CMR_{ict} = treat_c \times after_t$，$treat_c = 1$ 表示 c 省（市）属于综合医改试点省（市），即为处理组，$treat_c = 0$ 表示该省（市）不属于综合医改试点省（市），即为控制组；$after_t = 0$ 表示个体在综合医改试点之前，$after_t = 1$ 表示个体在综合医改试点之后。x_{ict} 表示影响个体就医行为的其他变量。u_i 表示个体固定效应，η_c 表示省（市）固定效应，γ_t 表示时间固定效应，ε_{ict} 表示误差项，α_1 为截距项，β_1 是本研究重点关注的参数，其代表综合医改的政策效应。

在 DID 模型下，由于本文解释变量包括离散变量、有序分类变量和连续变量，因此分别采用面板（xt）$ordered\ logit$、面板（xt）二值 $logit$ 和面板（xt）reg 模型进行回归。由于后两者被大家熟知，本文参考任国强等人的相关研究，仅对面板（xt）$ordered\ logit$ 模型进行说明，公式如下：

$$m_{ict}^* = x_{ict}\beta + u_i + \eta_c + \gamma_t + \varepsilon_{ict} \tag{2}$$

其中，m_{ict}^* 为不可观测的潜变量，即个体选择的就医医疗机构等级，表示第 t 年个体 i 在 c 省（市）选择某一级别的医院就医，x_{ict} 为包括核心解释变量和控制变量在内的向量，β 为各变量前的系数向量。其余变量解释同公式（1）。在此模型下，个体的选择规则为：

$$m_{ict} = \begin{cases} 1, m_{ict}^* \leqslant r_1 \\ 2, r_1 \leqslant m_{ict}^* \leqslant r_2 \\ 3, r_2 \leqslant m_{ict}^* \leqslant r_3 \end{cases} \tag{3}$$

其中，$r_1 < r_2 < r_3$。概率分布函数可以表示为：

$$P = (m_{ict} = 1 \mid x_{ict}, \beta, u_i, \eta_c, \gamma_t) = P(m_{ict}^* \leqslant r_1 \mid x_{ict}, \beta, u_i, \eta_c, \gamma_t) =$$
$$P(x_{ict}\beta + u_i + \eta_c + \gamma_t + \varepsilon_{ict} \leqslant r_1 \mid x_{ict}, \beta, u_i, \eta_c, \gamma_t) =$$

$$P(\varepsilon_{ict} \leq r_1 - x_{ict}\beta - u_i - \eta_c - \gamma_t \mid x_{ict}, \beta, u_i, \eta_c, \gamma_t) = F(r_1 - x_{ict}\beta - u_i - \eta_c - \gamma_t)$$

$$(4)$$

同理：

$$P = (m_{ict} = 2 \mid x_{ict}, \beta, u_i, \eta_c, \gamma_t) = F(r_2 - x_{ict}\beta - u_i - \eta_c - \gamma_t)$$
$$- F(r_1 - x_{ict}\beta - u_i - \eta_c - \gamma_t) \qquad (5)$$

$$P = (m_{ict} = 3 \mid x_{ict}, \beta, u_i, \eta_c, \gamma_t) = F(r_3 - x_{ict}\beta - u_i - \eta_c - \gamma_t)$$
$$- F(r_2 - x_{ict}\beta - u_i - \eta_c - \gamma_t) \qquad (6)$$

三 回归分析与稳健性检验

（一） 综合医改对个体就医概率和就医医疗机构等级的影响

在个体就医行为中，个体就医概率和就医医疗机构等级体现了医疗服务需求方对医疗服务供给的获得情况，那么中国综合医改试点是否便利了个体就医行为呢？本研究构建的计量模型给出了综合医改与个体就医概率及就医医疗机构等级的关系，其中，（1）、（2）列为个体就医概率的回归结果，（3）列为个体就医医疗机构等级的回归结果。需要说明的是，*ordered logit* 模型的形式是随机效应模型，本文对就医医疗机构等级的回归并未控制固定效应。

（1）列和（2）列显示无论是否控制固定效应，CMR_{ict} 的估计系数均为正，且在 0.1% 的水平上显著，表明综合医改的推行使个体就医概率得到显著提升。（3）列显示 CMR_{ict} 的估计系数为负，且在 5% 的水平上显著，表明综合医改政策的实施降低了个体就医医疗机构等级，这可能是因为综合医改健全完善了分级诊疗制度，较低级别的医院也可以满足个体的医疗服务需求。

在"看病难"这一问题上，综合医改试点对个体就医行为主要产生正向影响，显著提高了个体患病就医的概率，促进了个体选择基层医疗机构就医，与本文假设相符。

表 4 就医概率和就医医疗机构等级的基准回归结果

变量	（1）	（2）	（3）
	就医概率	就医概率	就医医疗机构等级
CMR_{ict}	0.169*** （0.062）	0.170*** （0.060）	-0.085* （0.050）
控制变量	是	是	是
个体固定效应	是	否	否
时间固定效应	是	否	否
省份固定效应	是	否	否
观测值	21085	47616	47616

注：* $p < 0.05$，** $p < 0.01$，*** $p < 0.001$；括号内为标准误差。

（二）综合医改对个体就医费用的影响

个体在就医过程中支付费用是个体就医行为的重要组成部分。表5反映了综合医改对个体就医费用的影响，其中（4）列、（5）列为医疗总费用的回归结果，（6）列、（7）列为医疗自付费用的回归结果。结果显示，不论是否控制固定效应，CMR_{ict}对于医疗总费用和医疗自付费用的估计系数均为负，且前者在5%的水平上显著，后者在1%的水平上显著，这表明综合医改降低了个体的就医费用。但也可以发现，医疗自付费用相比医疗总费用更为显著，综合医改对自付费用的影响更大，这可能是因为综合医改中的医疗保险制度改革取得了更好的成效。

表 5 个体就医费用的基准回归结果

变量	（4）	（5）	（6）	（7）
	医疗总费用	医疗总费用	医疗自付费用	医疗自付费用
CMR_{ict}	-0.051* （0.030）	-0.052* （0.030）	-0.077** （0.040）	-0.078** （0.039）
控制变量	是	是	是	是
个体固定效应	是	否	是	否
时间固定效应	是	否	是	否
省份固定效应	是	否	是	否
观测值	51126	51126	51126	51126
R^2	0.850	0.850	0.768	0.768

注：* $p < 0.05$，** $p < 0.01$，*** $p < 0.001$；括号内为标准误差。

（三）稳健性检验

1. 平行趋势检验

满足"平行趋势"（Parallel Trend）是使用 DID 的关键假设。本文借鉴学界一般做法采用事件研究法（Event Study Approach）进行平衡趋势检验，首先生成政策发生前年份（2012 年、2014 年）虚拟变量，再将其与处理组虚拟变量相乘得到新的交互项，最后代入模型中进行回归，以此考察处理组与对照组在综合医改政策实施前的相对趋势。模型设定如下：

$$y_{ict} = \alpha_1 + \beta_1^{2012} CMR'_{ic2012} + \beta_1^{2014} CMR'_{ic2014}$$
$$+ \beta_2 CMR_{ict} + \delta_1 x_{ict} + u_i + \eta_c + \gamma_t + \varepsilon_{ict} \quad\quad (7)$$

其中，CMR'_{ict} 是处理组虚拟变量和政策发生前年份虚拟变量的交互项，$CMR'_{ict} = treat_c \times year_t$，$year_t$ 是政策发生前年份的虚拟变量，如果 $t = 2012$，则 $year_t = 1$，否则，$year_t = 0$；$year_{2012}$ 和 $year_{2014}$ 设置一样。如果省份 c 属于处理组，且 $t = 2012$ 或 2014，则 $CMR'_{ict} = 1$，否则 $CMR'_{ict} = 0$。β_1^{2012} 和 β_1^{2014} 则反映了 2012 年和 2014 年处理组与控制组的差异。

在对控制变量、个体固定效应、时间固定效应和省份固定效应进行控制的前提下，本文检验了面板数据的平行趋势。表 6 为平行趋势检验的结果。

表 6　平行趋势检验结果

变量	交互项	回归结果	z/t 值	p 值	95%的置信区间（低）	95%的置信区间（高）
就医概率	CMR_{ict}	0.169*** （0.010）	2.71	0.007	0.0467	0.2909
	CMR'_{ic2012}	0.011 （0.714）	0.02	0.987	-1.3875	1.4101
	CMR'_{ic2014}	-0.0835 （0.061）	-1.38	0.168	-0.2022	0.0352

续表

变量	交互项	回归结果	z/t 值	p 值	95%的置信区间（低）	95%的置信区间（高）
就医医疗机构等级	CMR_{ict}	− 0.085 * （0.050）	−1.72	0.085	−0.1824	0.0117
	CMR'_{ic2012}	−0.520 （0.220）	−0.35	0.725	−0.5094	0.3543
	CMR'_{ic2014}	− 0.183 *** （0.044）	−4.16	0.000	−0.2686	−0.0965
医疗总费用	CMR_{ict}	0.155 ** （0.073）	2.14	0.032	0.0133	0.2982
	CMR'_{ic2012}	0.544 （0.721）	−0.76	0.450	−1.9565	0.8682
	CMR'_{ic2014}	0.024 （0.073）	0.33	0.741	−0.1188	0.1669
医疗自付费用	CMR_{ict}	0.140 ** （0.072）	1.96	0.049	−0.0005	0.2813
	CMR'_{ic2012}	−0.561 （0.712）	−0.79	0.431	−1.9584	0.8354
	CMR'_{ic2014}	0.076 （0.072）	1.06	0.290	−0.0650	0.2175

注：* $p < 0.05$，** $p < 0.01$，*** $p < 0.001$；括号内为标准误差。

2. 安慰剂检验

平行趋势检验对实证结果进行了初步检验，检验结果表明综合医改试点前基本不存在其他政策干扰回归结果，但在综合医改试点前新医改政策陆续实施，这些政策是否影响实证结果？本文通过随机设置政策干预时间和随机产生处理组两个方法进行检验。

（1）政策干预时间随机

由于数据局限性，本文虚构综合医改的政策实施时间为 2013 年，2012 年和 2014 年分别为政策实施前和政策实施后，据此生成时间虚拟变量 $after_t^*$，与处理组虚拟变量形成交互项 CMR_{ict}^*，

$CMR_{ict}^* = treat_c \times after_t^*$，如果省份 c 属于处理组，且 $t = 2014$，则 $CMR_{ict}^* = 1$，否则 $CMR_{ict}^* = 0$，将其代入 DID 基准模型进行回归。表 7 显

示了政策干预时间随机的安慰剂检验结果，可以发现，所有估计系数均不显著，进一步排除了其他政策的影响。

表 7　安慰剂检验—政策干预时间随机

变量	（8）	（9）	（10）	（11）
	就医概率	就医医疗机构等级	医疗总费用	医疗自付费用
CMR_{ict}^*	-0.048 （0.031）	0.099 （0.249）	0.100 （0.256）	-0.232 （0.251）
控制变量	是	是	是	是
个体固定效应	是	是	是	是
时间固定效应	是	是	是	是
省份固定效应	是	是	是	是
观测值	15287	15287	15287	15287

注：* $p < 0.05$，** $p < 0.01$，*** $p < 0.001$；括号内为标准误差。

（2）处理组随机

模仿综合医改试点实践，本文在 31 个省份中随机抽取 11 个作为综合医改试点省份，并将其作为处理组，控制组为余下的 20 个省份，按照 DID 基准模型进行随机抽样回归，以就医概率为例，图 1 显示了 400 次随机抽样回归的分布情况。从图 1 可以看出，通过随机抽样，400 个估计系数只有少数位于基准回归的估计系数左侧，这说明综合医改对个体就医行为的政策效应几乎不受随机因素的干扰。

3. 平衡面板

本文采用的研究数据是由 CFPS 4 期数据构成的面板数据，数据时间跨越 8 年，部分变量难免存在缺失值，但为避免数据失真，本文的基准回归基于非平衡面板数据。在稳健性检验中，为证明回归结果不受数据平衡性的干扰，本文将原有非平衡面板数据调整为平衡面板数据进行基准回归，表 8 显示了平衡面板回归结果。可以发现，对于就医概率的估计系数及其显著性与基准回归结果几乎没有差异；综合医改对就医医疗机构等级的影响增大，显著性增强；医疗总费用的估计系数与基准回归的估计系数方向一致，p 值为 0.127，与基准回归结果比较接近；医疗自付费用的估计系数比基准回归更大，且更加显著。综上，平衡面板回归结果与非平衡面板下的基准回归结果基本没有差异，进一步说明基准回归的结果是稳健的。

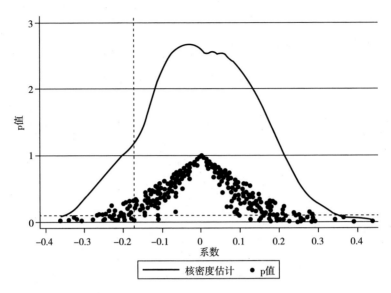

图 1　安慰剂检验—处理组随机

表 8　平衡面板回归结果

变量	（12）	（13）	（14）	（15）
	就医概率	就医医疗机构等级	医疗总费用	医疗自付费用
CMR_{ict}	0.145 ***	- 0.117 **	-0.017	- 0.104 ***
	（0.054）	（0.045）	（0.029）	（0.036）
控制变量	是	是	是	是
个体固定效应	是	是	是	是
时间固定效应	是	是	是	是
省份固定效应	是	是	是	是
观测值	68500	68500	68500	68500

注：* $p < 0.05$，** $p < 0.01$，*** $p < 0.001$；括号内为标准误差。

四　异质性分析

基本回归分析结果和稳健性分析均显示，综合医改省级试点确实对个体的就医行为产生了正向影响，对提升个体就医概率、调整个体就医医院选择和降低个体就医费用均有显著作用，但是中国城乡医疗资源的禀赋、不同年龄获得医疗服务的能力等方面存在差异，且老龄个体、农村个体都属于医改的重点关注群体，因此，有必要进一步探究综合医改对不同户口、不同年龄段个体的影响。本文参考往期研究构造如下的三重差分模型（DDD）：

$$y_{ict} = \alpha_1 + \beta_1 CMR_{ict} * Hukou_{ict} + \delta_1 x_{ict} + u_i + \eta_c + \gamma_t + \varepsilon_{ict} \tag{9}$$

其中，$Hukou_{ict}$ 表示个体 i 在省份 c 第 t 年的户口，城镇户口为"1"，农村户口为"0"，其余变量与（1）式和（2）式相同。

$$y_{ict} = \alpha_2 + \beta_2 CMR_{ict} * Elder_{ict} + \delta_2 x_{ict} + u_i + \eta_c + \gamma_t + \varepsilon_{ict} \tag{10}$$

其中，$Elder_{ict}$ 表示个体 i 在省份 c 第 t 年是否为老人，即年龄是否在60岁及以上，老人为"1"，否则为"0"，其余变量与（1）式相同。

（一）城乡差异

表9显示，对于就医概率和医疗总费用，$CMR_{ict} * Hukou_{ict}$ 的估计系数不显著，表明综合医改对个体就医概率和医疗总费用的影响无城乡差异；对于就医医疗机构等级，城镇分层诊疗制度显然实行效果更好，基层医疗机构能够满足居民的就医需求；对于医疗自付费用，$CMR_{ict} * Hukou_{ict}$ 的估计系数显著为负，表明综合医改对降低城镇居民医疗自付费用效果更好。

具体来看，首先，随着综合医改的不断深入，基层医疗服务能力得到提高，基础医疗卫生资源在城乡之间优化整合，因此城乡个体的就医概率都得到了显著提升。其次，由于二级、三级医院城乡分布不均衡，三甲医院的分布极不均衡，高等级医院基本分布在城镇，相比农村，城镇推行医联体更加有效，且城镇居民的医保参与度较高，分级诊疗制度激励机制可以发挥更大的作用，因此在综合医改政策影响下城镇居民更倾向于前往低等级医疗机构就医。再次，综合医改试点统筹规划了"以药补医"政策和诊疗服务价格，城乡医疗服务价格基本实现同步下调，城乡个体医疗总费用均有所下降。最后，"三医联动"中的医保体制改革产生效果，尽管综合医改对城乡个体医疗自付费用的影响有所差异，但综合医改对降低城镇居民医疗自付费用的影响仅在 5% 的水平上显著。

表 9　异质性分析：城乡差异

变量	（16）	（17）	（18）	（19）
	就医概率	就医医疗机构等级	医疗总费用	医疗自付费用
$CMR_{ict} * Hukou_{ict}$	0.065	-0.253***	0.132	-0.153*
	(0.867)	(0.078)	(0.107)	(0.073)
控制变量	是	是	是	是
个体固定效应	是	是	是	是
时间固定效应	是	是	是	是
省份固定效应	是	是	是	是
观测值	47616	47616	47616	47616

注：* $p < 0.05$，** $p < 0.01$，*** $p < 0.001$；括号内为标准误差。

（二）年龄段差异

相比年轻人，老人各项身体机能衰退，其患病率与发病率也由此提高，他们往往拥有更高的就医需求，且老人消费水平较低，那么综合医改是否对弱势群体产生更大的影响呢？

表 10 显示，不论是个体就医概率、就医医疗机构等级，还是个体就医费用，$CMR_{ict} * Elder_{ict}$ 的估计系数均显著，但与基准回归结果相比，综合医改对老人就医医疗机构等级和就医费用产生了反向影响。

具体来看，首先，综合医改关注到了老年群体这一重点对象，对其就医概率的提升产生更为显著的影响。其次，老人的医疗服务需求比年轻人高，大多为慢性病等难以在基层医疗机构得到治疗的疾病，一旦患病他们可能需要前往较高等级医院就医，但年轻人获得优质医疗服务的能力更强，且在就医心理的影响下，综合医改试点前很多老人不得不选择较低级别医院就医，显然综合医改改善了此类情况，显著提高了老年人的就医医疗机构等级，帮助其获取更优质的医疗服务。最后，随着老人消费能力的提升，综合医改也提高了其获取医疗服务的能力，老人可能更愿意用金钱换取健康，并因此产生更多的医疗服务消费，相比年轻人医疗费用显著增加。尽管老人获得优质医疗资源的能力增强，但这也说明综合医改对老人群体的关注度不够，分层诊疗制度的推行并未满足老人在基层看病的需求，对老人医疗支出的帮扶力度需进一步加大。

表 10　异质性分析：年龄差异

变量	（20）	（21）	（22）	（23）
	就医概率	就医医疗机构等级	医疗总费用	医疗自付费用
$CMR_{ict} * Elder_{ict}$	0.063*** （0.012）	0.069** （0.029）	0.621*** （0.100）	0.450*** （0.099）
控制变量	是	是	是	是
个体固定效应	是	是	是	是
时间固定效应	是	是	是	是
省份固定效应	是	是	是	是
观测值	47616	47616	47616	47616

注：* $p < 0.05$，** $p < 0.01$，*** $p < 0.001$；括号内为标准误差。

五　结论与政策启示

（一）　结论

综合医改是中国医疗体制改革进入深水区的重要举措，综合医改试点省份在解决民生问题上发挥了重要作用。为探究综合医改试点的政策效应，本文利用 CFPS 2012 年、2014 年、2016 年和 2018 年 4 期微观调查数据，采用双重差分法研究了综合医改试点对个体就医行为的影响。研究结论如下。

首先，综合医改试点使个体患病就医的概率提升了 2.7 个百分点，医疗总费用和医疗自付费用分别降低了 5.1% 和 7.7%，这说明综合医改的确促进了患病个体就医，并在一定程度上减少了其就医费用。同时，从估计系数和显著性的大小来看，综合医改对医疗自付费用的影响明显大于医疗总费用，这离不开试点省份对医保制度的改革，在整体降费工作取得成效的同时进一步减少了个体实际支付费用。

其次，从回归结果来看，综合医改对就医概率和医疗总费用的影响并不存在显著的城乡差异，但在就医医疗机构等级和医疗自付费用方面，城镇受到的政策效应显著高于农村，尤其是在就医医疗机构等级上，综合医改降低了城镇个体的就医医疗机构等级，即城镇居民更倾向于去低等级医疗机构就医。

最后，在年龄段差异上，与 60 岁以下人群相比，综合医改对老人的影响更大，即综合医改显著提高了老人的就医概率，与此同时，提高了其就医医疗机构等级、医疗总费用和医疗自付费用。

（二）政策启示

基于以上结论，本文提出以下几点政策建议。

第一，继续发挥试点省份医疗标杆作用，总结试点省份的经验。从本研究的结论来看，综合医改在改善个体就医行为，缓解"看病难""看病贵"问题上发挥了显著作用，应继续推广综合医改试点政策。一方面，扩大综合医改试点范围，逐渐将更多省份纳入综合医改，推动医改向纵深发展；另一方面，总结现有试点省份的医改经验，加强经验宣传，扩大辐射范围。

第二，推动优质医疗资源下沉。虽然综合医改从整体上降低了个体就医医疗机构等级，使个体在较低级别的医院即可满足其就医需求，在综合医改的影响下老年个体却倾向于选择较高级别的医院就医，这说明基层医疗卫生资源仍难以满足老年个体的特殊医疗需求。一方面，上下级医院医疗技术贯通工作是政府的一大抓手，基层医疗机构应提供更多需求大、难度较低的医疗服务。同时落实好分级诊疗制度，加强宣传，使患者愿意选择基层医疗机构首诊，做好双向转诊，真正让"小病进社区，大病进医院"。另一方面，推动基层医疗机构进行自我改革，通过制度改革激发基层活力，既要加强医疗技术培训，提高医疗服务能力，也要留住医疗人才，让更多优质医疗卫生资源留在基层、用在基层。

第三，进一步在农村落实"三医联动"。在综合医改上，城镇个体显然受益更多，且城镇人均收入高于农村，城乡医疗服务支出比进一步拉大，城乡医疗资源配置不均衡的问题凸显。医保、医疗、医药体制改革需要齐发力。首先，应加强医保体制改革，医疗自付费用差异与医保报销比例和医保支付方式有关，后续试点工作要在缩小报销比例差异和推广预期支付方法上下功夫；其次，要将医疗资源向农村倾斜，尤其是医疗补助方面，给予符合条件的农村个体更多经济支持；

最后，要继续降低药价，减少患者的医药费用，在医疗总费用降低的同时降低农村个体医疗自付费用。

第四，重点关注弱势群体。老人在综合医改的影响下就医概率得到提升，但就医医疗机构等级、医疗总费用和医疗自付费用均在上升。一方面，基层对老人慢性病的养护能力需要加强，在综合医改试点省份推广慢性病医防融合新模式；另一方面，在解决"看病贵"问题时，应加强对老年群体的关注，对经济条件困难的老人进行帮扶，在增强医疗保障效应的同时进一步提高对老年人的保障水平。

当然，本文的研究也存在许多不足之处，有待后续研究进行补充完善。由于我国卫生体制并未实现垂直管理，省级综合医改试点在地方落实情况不一，以市或县是否开展综合医改作为核心解释变量将进一步提升结论的稳健性。

参考文献

李玲：《新医改做了什么？没做什么？》，《卫生经济研究》2014 年第 10 期。

王虎峰：《中国医改 10 年历程回顾与未来展望》，《中国医院管理》2019 年第 12 期。

邓兴磊、陈燕武：《"新医改"背景下我国城镇居民医疗保健支出行为研究》，《消费经济》2016 年第 4 期。

马小利、戴明锋：《新医改背景下我国分级诊疗实践及问题分析》，《中国医院管理》2017 年第 10 期。

金今花等：《医药卫生政策失灵：新医改难以破解"看病难、看病贵"的深层原因》，《中国卫生事业管理》2013 年第 1 期。

蒋文峰、王文娟：《从供给侧结构性改革看我国"看病难"与"看病贵"的解决策略》，《求实》2017 年第 8 期。

周亚楠：《关于"看病难"、"看病贵"问题的分析——基于公共经济学视角》，《劳动保障世界》2018 年第 21 期。

朱恒鹏、昝馨、林绮晴：《医保如何助力建立分级诊疗体系》，《中国医疗保险》2015 年第 6 期。

朱恒鹏、田文文、孙梦婷：《从国家治理能力现代化视角看社保统筹层次提高》，《科学社会主义》2021 年第 6 期。

朱恒鹏、岳阳、续继：《政府财政投入模式对医疗费用的影响》，《经济研究》

2021 年第 12 期。

谢瑞瑾等：《新形势下省域综合医改的实施路径研究》，《宿州学院学报》2022年第 11 期。

王晓燕：《综合医改政策效应评估》，《现代经济探讨》2019 年第 7 期。

王朝才、查梓琰：《综合医改试点缓解了"看病难"和"看病贵"问题吗?》，《财政研究》2021 年第 12 期。

孙广亚、张征宇、孙亚平：《中国医疗卫生体制改革的政策效应——基于综合医改试点的考察》，《财经研究》2021 年第 9 期。

杨华磊、廖佩凡：《综合医改是否缓解了"看病贵"——以中老年群体医疗费用影响因素分析为例》，《中国医疗保险》2023 年第 3 期。

朱凤梅、朱恒鹏：《财政分权、卫生支出与医疗资源配置——基于 2010~2019年中国省市两级面板数据的分析》，《当代经济研究》2022 年第 6 期。

姚兆余、张娜：《农村居民就医行为及其影响因素的分析——基于苏北地区 X镇的调查》，《南京农业大学学报》（社会科学版）2007 年第 3 期。

李湘君、王中华、林振平：《新型农村合作医疗对农民就医行为及健康的影响——基于不同收入层次的分析》，《世界经济文汇》2012 年第 3 期。

郑莉莉：《医疗保险改变了居民的就医行为吗? ——来自我国 CHNS 的证据》，《财政研究》2017 年第 2 期。

任国强、黄云、周云波：《个体收入剥夺如何影响城镇居民的健康? ——基于CFPS 城镇面板数据的实证研究》，《经济科学》2017 年第 4 期。

于德志：《公立医院改革之关键》，《中共中央党校学报》2011 年第 5 期。

刘国恩、蔡春光、李林：《中国老人医疗保障与医疗服务需求的实证分析》，《经济研究》2011 年第 3 期。

《国务院深化医药卫生体制改革领导小组关于在江苏等省开展综合医改试点的函》，中国政府网（体制改革司），2015 年 2 月 2 日，http：//www. nhc. gov. cn/tigs/ggzdgw/201605/d113cff673234e0bb58e551b6b921810. shtml。

《国务院深化医药卫生体制改革领导小组关于增加上海等 7 省（区、市）开展综合医改试点的函》，中国政府网（体制改革司），2016 年 5 月 11 日，http：//www. nhc. gov. cn/tigs/s7846/201605/a3b267a721f240f08a650df621697246. shtml。

Nie Changfei, Feng Yuan, "The Impact of National Comprehensive Medical Reform on Residents' Medical Expenses: Evidence from China," *Frontiers in Public Health* 10 (2023).

健康中国研究（第二辑）

第 193~208 页

© SSAP，2023

多维贫困视角下城乡居民医疗保险
减贫效果研究*

罗　曦　蒋俊男　路　伟**

摘　要　本文以我国中老年慢性病居民为主要群体，研究城乡居民医疗保险对其多维贫困产生的影响。通过 A-F 双临界值法测度样本多维贫困指数，运用倾向得分匹配分析城乡居民医保的多维贫困减贫效应与减贫异质性，同时利用中介效应模型检验其减贫的中介机制。研究发现，城乡居民医保在改善样本多维贫困方面具有明显的积极作用，减贫率为4.7%（$P<0.001$）。减贫效应存在城乡、年龄与地区异质性。机制分析表明，提升样本在业状态与增加家庭教育培训支出是城乡居民医保减贫的重要中介路径。基于上述研究结论，本文提出如下建议：优化贫困识别机制，精确瞄准贫困人口；提高城乡居民医疗保险统筹层次与保障水平；加大城乡居民医疗保险对特殊贫困人口的倾斜力度。

关键词　城乡居民医疗保险　多维贫困　中老年慢性病居民

*　本文为国家自然科学基金项目（72204069）、海南医学院科研培育基金项目（HYPY2020025）阶段性成果。

**　罗曦，中南财经政法大学公共管理学院；蒋俊男，中南财经政法大学公共管理学院；路伟，海南医学院管理学院。

一 引言

2020年底，我国脱贫攻坚战取得了阶段性胜利。"巩固脱贫成果、预防人口返贫"成为下一阶段全国各地区扶贫工作的主要任务。当前，疾病仍是导致居民陷入贫困的重要风险因素，成为群众脱贫路上的一大障碍。医疗保险可以通过降低医疗费用支出减小患病参保人经济风险，也可以通过间接推动健康资本投资等手段达到减贫目的。随着社会发展，我国居民面对的生存环境和疾病都发生了巨大变化，城乡居民医疗保险的反贫困功能也成为众多研究关注的焦点。

国内外研究多认为基本医疗保险具有反贫困作用。鲍震宇、赵元凤、郭庆、吴忠、郑超等分析了不同类型的基本医疗保险，都认为制度设计能有效降低贫困发生率。周坚和刘晓萌等从多维贫困视角出发，研究得出城乡居民基本医疗保险在缓解农村老年人口贫困方面发挥了显著作用。但也有部分学者研究发现基本医疗保险的减贫效应有限。李实等发现贫困家庭的人均医保报销费用远低于非贫困家庭，针对农村弱势群体的新型农村合作医疗（以下简称"新农合"）制度反贫困作用并不理想。任志江和苏瑞珍指出基本医疗保险及大病保险对低收入群体存在分配偏见，Meiyan Ma等得到了类似的研究结果，并强调当前的医疗保险制度缺乏对特殊人群的政策倾向。

慢性病的特点是病因复杂、病程长、难以痊愈，中老年慢性病群体在健康风险冲击下需要长期支付治疗及药物费用，极大地增加了家庭经济负担，比一般群体更容易陷入贫困，是精准扶贫不可忽视的典型目标人群。医疗保险的反贫困功能较早得到关注，但研究结论并不统一。首先，很多研究对医保反贫困对象的选择比较宽泛。本文考虑到慢性病患者因病致贫、返贫概率高于健康人群，将研究对象细化为中老年慢性病居民这一类具有特殊性，且对基本医疗保险需求更大的健康贫困群体。其次，大多数研究依然将收入、支出等物质指标作为衡量贫困的主要标准，忽视了贫困的多元性。考虑到既往研究在贫困测量方面的欠缺，本文通过3个维度6项指标构建多维贫困体系，得到反映样本收入、健康、获得感三方面贫困信息的多维贫困指数，优于传统静态贫困测量方法，为城乡居民医疗保险更好地防范弱势群体因病致贫或返贫提供实证经验与科学参考。

二 资料与方法

（一） 资料来源

本文数据来自北京大学中国社会科学调查中心主持实施的中国家庭追踪调查（China Family Panel Studies，CFPS）。CFPS 调查覆盖全国 25 个省级行政区，涉及约 15000 个家庭及其内部成员，具有较强的权威性和科学性。本研究使用 CFPS 2018 年微观数据分析城乡居民医疗保险对我国中老年慢性病群体多维贫困的影响。数据处理上，采用个人数据库匹配家庭经济数据库，保留 45 岁及以上慢性病居民样本，筛选贫困指标、城乡居民医疗保险参保情况、基本特征变量，对"家庭人均年收入""家庭人均医疗支出"等极差较大的变量进行前后 1% 缩尾处理，将异常值处理为缺失值并剔除矛盾和重复参保样本，最终参与主回归的有效样本为 3107 个。

（二） 变量选取

1. 被解释变量

2010 年联合国《人类发展报告》测量多维贫困指数（Multidimensional Poverty Index，MPI）所选择的健康、教育、生活标准 3 个维度，成为后续多维贫困研究的重要参照。结合国内外研究经验，本文选择收入、健康、获得感 3 个维度构建多维贫困体系。收入维度包含绝对收入与相对收入 2 项指标。研究采用 2018 年我国人均可支配收入扶贫标准 3535 元作为绝对贫困标准，家庭人均年收入低于 3535 元的样本在该指标上被判定为贫困。相对收入则以全体样本家庭人均年收入中位数的 40%（6216.8 元）为临界值。健康维度包含反映样本主观、生理、心理多方面健康信息的自评健康、独立能力、抑郁程度 3 项指标。自评健康共有 5 个水平（1~5 分），数值越大自评健康状况越差，将 3 分以上样本定义为不健康，赋值为 1，否则赋值为 0。独立能力与抑郁程度分别利用 CFPS 问卷中针对 45 岁及以上成人身体测试的 7 个问题[①]和

[①] 7 个问题分别是"能否独立户外活动、能否独立进餐、能否独立厨房活动、能否独立使用公共交通、能否独立购物、能否独立清洁卫生、能否独立洗衣。"

CESD 评分①定义：涉及普通人日常生活必需的 7 项基本活动中，有一项不能独立完成即视作基本生活存在困难，赋值为 1，否则赋值为 0；CESD 测试 20 分以上界定为抑郁，赋值为 1，否则赋值为 0。获得感维度由自评幸福指标解释，指标分数范围为 0~10 分，5 分以下定义为不幸福，赋值为 1，否则赋值为 0。多维贫困指标体系权重设置尚未统一标准。Alkire 等研究发现不同权重设计下的 MPI 具有相对稳健性。参考上述研究以及刘晓萌、卢小君、周坚等使用的权重设置方法，本文采用维度等权基础上指标等权重法。同时，参考联合国贫困临界值的设定标准，本文将 $k \geqslant 0.3$ 的样本界定为多维贫困。

表 1　多维贫困体系维度、指标及权重设置

维度	指标	指标解释	权重
收入	绝对收入	家庭人均年收入低于绝对贫困标准赋值为 1，否则赋值为 0	1/6
	相对收入	以全体样本家庭人均年收入中位数的 40% 为临界值，低于临界值赋值为 1，否则赋值为 0	1/6
健康	自评健康	不健康 = 1，健康 = 0	1/9
	独立能力	基本生活有困难 = 1，无困难 = 0	1/9
	抑郁程度	抑郁 = 1，不抑郁 = 0	1/9
获得感	自评幸福	不幸福 = 1，幸福 = 0	1/3

　　A-F 双临界值法是 Alkire 与 Foster 两位学者在阿马蒂亚·森可行能力贫困理论基础上提出的多维贫困测度方法，其具体测量步骤如下。

　　（1）维度设定

　　基于多维贫困指标体系构建包含全体样本的矩阵 $Y(n \cdot d)$，n 为样本总数，d 为维度总数，Y_{ij} 表示个体 i 在 j 维度上的取值，q 表示贫困人口数量。

　　（2）贫困识别

　　首先识别单维度贫困：z_j 表示维度 j 上的贫困临界值，定义一个剥

---

① 本文使用 CESD 评分来衡量样本抑郁程度，CFPS 2018 年调查问卷简化了 CESD 抑郁自评量表，将原有 20 个问题减至 8 个。根据 CESD 抑郁量表一般评价标准，10 分以下表示无明显抑郁症状；10~15 分表明可能有抑郁症状；20 分以上肯定有抑郁症状，建议看心理医生。

夺矩阵 $g(n \cdot d)$。若 $Y_{ij} < z_j$，矩阵 $g(n \cdot d)$ 中的个体 i 在 j 维度赋值为 1，表示个体在该维度被剥夺；否则记为 0，表示未被剥夺。

（3）贫困加总

C_i 为个体 i 各维度加总后的加权剥夺分数，$C_i = \sum_{i=1}^{d} g_{ij} \cdot w_j$。设置总体贫困临界值 k 以识别多维贫困样本：当 $C_i \geq k$ 时，个体属于多维贫困，$q_i = 1$；否则不属于多维贫困，$q_i = 0$。

（4）关键指标

$$\text{多维贫困发生率（H）：} \quad H = q/n$$

$$\text{平均剥夺份额（A）：} \quad A = \sum_{i=1}^{n} C_i / q$$

$$\text{多维贫困指数（MPI）：} \quad MPI = \sum_{i=1}^{n} C_i / n = H \cdot A$$

2. 解释变量

本研究的解释变量为"是否参加城乡居民医疗保险"。剔除参加公费医疗、城镇职工医疗保险、补充医疗保险等保险项目的样本，保留只参加城乡居民医疗保险或未参加任何医疗保险的样本。将参加城镇居民医疗保险（以下简称"城居保"）或新农合的样本赋值为 1，将未参加任何保险项目的样本赋值为 0。

3. 控制变量

本研究选取年龄、性别、受教育程度、婚姻状况、户口、是否患多种慢性病①作为个体特征变量；选取家庭人均医疗支出作为家庭特征变量；选取地区作为区域特征变量。

（三）模型设定

1. 倾向得分匹配模型

倾向得分匹配（Propensity Score Matching，PSM）的基本思想是搜寻与处理组特征相似的控制组个体并与其匹配，利用匹配成功的控

---

① CFPS 数据样本所患慢性病涉及呼吸、循环、消化、泌尿、运动、神经、生殖、内分泌八大系统，主要包含高血压、糖尿病、肝炎、心脑血管疾病、血液病、精神疾病、各类恶性肿瘤等。

制组样本模拟成相应处理组的反事实对象，以此保证样本参与项目的随机性，缩小自选择误差。平均处理效应（Average Treatment Effect of Treated，ATT）是该方法最值得关注的指标。在本文中，"是否参加城乡居民医疗保险"是区分处理组和控制组的处理变量（记为 D_i）。由于城居保与新农合不具有强制性，因此居民基本特征的异质会影响其参保决定，进而影响他们的多维贫困状态，造成回归结果偏差。本文将通过 PSM 分析处理组与控制组之间"较为纯净"的多维贫困差异。参考 Becker 和 Ichino 的研究，估计 ATT 的具体操作分为以下三步。

首先，通过体现个体特征的控制变量和 Logit 模型得出各样本的倾向得分。

$$p(x_i) = \Pr(D_i = 1 \mid x = x_i) = E(D_i \mid x_i)$$

其次，选择合适的匹配方法。倾向得分匹配方法多样，本文选取核匹配进行基准回归，利用最近邻匹配（一对四）、半径匹配比较对照估计结果。

最后，得出平均处理效应（ATT）：

$$\begin{aligned}
ATT &= E[y_{1i} - y_{0i} \mid D_i = 1] \\
&= E\{E[y_{1i} - y_{0i} \mid D_i = 1, p(x_i)]\} \\
&= E\{E[y_{1i} \mid D_i = 1, p(x_i)] - E[y_{0i} \mid D_i = 0, p(x_i)] \mid D_i = 1\}
\end{aligned}$$

其中，D_i 为处理变量，表示是否参加城乡居民医疗保险，$D_i = 1$ 表示已参加，$D_i = 0$ 表示未参加；y_{1i}、y_{0i} 分别表示匹配之后参保居民（处理组）和未参保居民（控制组）的多维贫困状况。

2. 中介效应模型

Baron 和 Kenny 提出的逐步法是中介效应检验应用最为广泛的方法，其内容是逐步检验有关变量的回归系数，主要包括三步：

$$\begin{aligned}
Y &= \alpha_1 + cX + \beta_1 Xc + \varepsilon_1 \\
M &= \alpha_2 + aX + \beta_2 Xc + \varepsilon_2 \\
Y &= \alpha_3 + c'X + bM + \beta_3 Xc + \varepsilon_3
\end{aligned}$$

其中，X 表示核心解释变量，Y 表示被解释变量，M 表示中介变量，Xc 表示控制变量，α 与 ε 分别表示各步骤回归的截距项和随机扰动项。在明确是否参加城乡居民医疗保险（核心解释变量）对样本多维贫困指数（被解释变量）有明显影响，即回归系数 c 具有统计显著性的情况下，中介效应模型的关键在于检验核心解释变量对中介变量影响的回归系数 a，以及将二者同时纳入模型后中介变量对被解释变量多维贫困指数影响的回归系数 b 的显著性。若第一步中系数 c、第二步中系数 a 与第三步中系数 b 同时显著，变量通过中介检验，中介效应为 ab。第三步回归中解释变量系数 c' 的作用是进一步区分完全中介与部分中介。

三　结果与分析

（一）变量描述性统计

表 2 显示了部分变量占比情况。被解释变量多维贫困指数（MPI）取值范围为 0～1，取值越接近 1，多维贫困情况越严重。解释变量为"是否参加城乡居民医疗保险"，样本总参保率超过 92%，符合我国居民医保广覆盖的现实情况。控制变量方面，60 岁及以上老年样本多于中年样本，占比为 57.35%；女性样本多于男性，占总样本的 59.16%；样本整体受教育水平低，超过 90% 的样本最高受教育水平为初中及以下，本科及以上受教育程度的样本所占比重不到 2%；有配偶样本占比为 84.81%，说明大部分居民处于正常婚姻状态或拥有较完整的家庭结构；农村样本比重较大，超过样本总数的 85%；样本地域分布较为均衡，东部地区占比最高（36.98%），中部与西部地区样本数量相近，占比均为 30% 左右；接近一半（46.64%）的样本患有多种慢性病，共病现象比较普遍。

表 2　描述性统计

单位：%

变量	占比
是否参加城乡居民医疗保险	
参加	92.50

变量	占比
未参加	7.50
年龄	
60 岁以下	42.65
60 岁及以上	57.35
性别	
男性	40.84
女性	59.16
受教育程度	
小学以下	45.57
小学	26.10
初中	19.63
高中	7.66
本科及以上	1.03
婚姻状况	
有配偶	84.81
无配偶	15.19
户口	
非农业户口	14.48
农业户口	85.52
地区	
西部地区	32.70
中部地区	30.32
东部地区	36.98
是否患多种慢性病	
患 2 种及以上慢性病	46.64
仅患有 1 种慢性病	53.36

（二）不同临界值 k 下的多维贫困指标

表 3 为不同临界值下的各项多维贫困指标取值情况。随着 k 的增大，多维贫困发生率 H 递减，平均剥夺份额 A 逐渐增加，最终导致多维贫困指数逐渐下降。当 $k = 0.3$ 时，样本多维贫困发生率为 22.1%，平均剥夺份额达 49.2%，多维贫困指数为 0.109。若将 $k \geqslant 0.4$ 界定为深度多维贫困，仍有 15.3% 的人口陷入深度多维贫困，MPI 为 0.085。

表 3 不同临界值下的多维贫困测度值

单位:%

临界值（k）	多维贫困发生率（H）	平均剥夺份额（A）	多维贫困指数（MPI）
0.1	74.9	25.1	0.188
0.2	37.5	38.7	0.145
0.3	22.1	49.2	0.109
0.4	15.3	55.4	0.085
0.5	8.6	63.8	0.055

（三）多维贫困指数分解

将多维贫困按维度与指标分解，能够分析各维度与指标下的样本贫困情况。表 4 显示，3 个维度中健康维度的贡献率最高，达到 36.9%，很好地说明了本文研究对象中老年慢性病居民的健康贫困状况。6 个指标中自评幸福、相对收入和自评健康三个指标的贡献率较高，分别为 27.1%、21.1% 和 18.2%，对样本多维贫困的影响较大。

表 4 多维贫困按维度与指标分解

单位:%

维度	指标	指标贡献率	维度贡献率
收入	绝对收入	14.9	36.0
	相对收入	21.1	
健康	自评健康	18.2	36.9
	独立能力	10.0	
	抑郁程度	8.7	
获得感	自评幸福	27.1	27.1

（四）城乡居民医疗保险减贫效应倾向得分匹配分析

表 5 显示了全样本 OLS 与倾向得分匹配后的 OLS 回归系数及 t 值，以此进行统计学判断。PSM_OLS 回归基于匹配成功的 3000 个样本进行估计，处理组和控制组个体匹配完成后自动生成样本权重变量"_weight"，利用该变量得到调整后的 ATT 值，以此来更精确地判断核心解释变量以及其他控制变量对被解释变量的影响。PSM_OLS 估计得到调整后的 R^2 为 0.145，高于普通 OLS 估计的 0.092，匹配后模型的拟合优度高于匹配之

前，对被解释变量多维贫困指数的解释力度增大。实证结果表明，城乡居民医疗保险有明显的反贫困效果，参保样本相较于未参保样本多维贫困发生率低 4.7%（$P<0.001$）。受教育程度、户口、是否患多种慢性病的系数差异具有统计显著性。具体表现为：个体受教育水平每提高一个档次，MPI 平均低 0.041（$P<0.05$），反映出教育在反贫困中的重要作用；农村样本比城镇样本的 MPI 高 0.086（$P<0.001$），意味着同等条件下农村样本的多维贫困发生率比城镇样本高 8.6%，多维贫困脆弱性更强；慢性病共病样本陷入多维贫困的概率比非共病样本高 7.3%（$P<0.05$），说明同时患多种慢性病将加剧个体多维贫困的程度。

表 5 城乡居民医疗保险减贫效应倾向得分匹配回归分析

变量	OLS	t 值	PSM_OLS	t 值
核心解释变量				
是否参加城乡居民医疗保险	-0.052***	-3.92	-0.047***	-3.56
控制变量				
年龄	0.001***	3.40	-0.001	-0.50
性别	0.009	1.27	0.001	0.04
受教育程度	-0.027***	-7.27	-0.041*	-2.55
婚姻状况	-0.042***	-4.24	-0.077	-1.89
户口	-0.079***	-7.49	-0.086***	-3.49
地区	-0.013**	-3.06	-0.019	-0.92
是否患多种慢性病	0.044***	6.34	0.073*	2.36
家庭人均医疗支出对数	0.007***	3.90	0.012	1.83
常数项	0.205***	6.23	0.341**	2.97
观测数	3107	—	3000	—
调整后的 R^2	0.092	—	0.145	—

注：*、**、*** 分别表示在 5%、1%、0.1% 水平上显著。

（五）异质性分析

表 6 显示了城乡居民医疗保险减贫效应的城乡、年龄和区域异质性。新农合减贫率为 5.6%~6.9%，三种匹配的估计结果均具有统计显著性（$P<0.05$，$P<0.01$），城居保的减贫效应在核匹配与半径匹配上具有统计显著性，减贫率分别为 4.5% 和 4.0%（$P<0.05$），新农合

的减贫效应更明显。本文按年龄将样本分成中年组（45~59 岁）、低龄老年组（60~79 岁）、高龄老年组（80 岁及以上）三组，城乡居民医疗保险对低龄老年样本有稳健的减贫效应，减贫率为 5.2%~5.7%（$P<0.05$），对于中年样本只有最近邻匹配结果在 5% 统计水平上显著，减贫率为 6.1%，而对高龄老年样本的多项估计结果均不具有统计显著性（$P>0.05$）。参加城乡居民医疗保险对西部地区样本多维贫困减贫效应最为突出，核匹配下减贫率达 9.5%（$P<0.05$）；对东部地区样本减贫效应稍弱（$ATT=-0.057$，$P<0.01$）；对中部地区样本减贫效应估计系数不具有统计显著性（$P>0.05$）。

表 6　异质性分析估计结果

估计对象	核匹配	最近邻匹配（一对四）	半径匹配
城乡			
城镇居民			
ATT	-0.045	-0.036	-0.040
t 值	-2.47*	-1.82	-2.01*
农村居民			
ATT	-0.056	-0.069	-0.061
t 值	-2.54*	-2.83**	-2.60**
年龄			
中年组			
ATT	-0.056	-0.061	-0.051
t 值	-1.95	-2.00*	-1.76
低龄老年组			
ATT	-0.057	-0.055	-0.052
t 值	-2.33*	-2.00*	-2.00*
高龄老年组			
ATT	0.049	0.044	0.001
t 值	0.83	0.78	0.02
区域			
东部地区			
ATT	-0.057	-0.057	-0.052
t 值	-2.69**	-2.55*	-2.36*

估计对象	核匹配	最近邻匹配（一对四）	半径匹配
中部地区			
ATT	-0.044	-0.036	-0.037
t 值	-1.42	-1.09	-1.12
西部地区			
ATT	-0.095	-0.084	-0.091
t 值	-2.24 *	-1.74	-1.95

注：* 、** 、*** 分别表示在 5%、1%、0.1%水平上显著。

四 城乡居民医疗保险多维贫困减贫效应传导机制检验

城乡居民医疗保险对中老年慢性病居民多维贫困减贫效应存在内在作用机制。理论上认为，医疗保险减贫可以通过降低实际医疗支出、提升健康水平、改善劳动能力以及促进人力资本投资等路径实现。本文选取自付医疗费用、劳动参与状态、家庭教育培训支出作为中介变量，对样本年自付医疗费用和家庭教育培训支出取对数，并把劳动参与状态设置为虚拟变量（包含在业和已退出劳动力市场两种状态）。参考温忠麟与叶宝娟提出的中介效应检验流程，本研究采用逐步法识别城乡居民医疗保险减贫的中介效应，同时利用 Bootstrap 法进行稳健性检验。

（一）中介效应检验结果

根据表 7 的逐步回归结果，劳动参与状态和家庭教育培训支出通过检验，中介效应显著，而自付医疗费用未通过检验。参保使样本退出劳动力市场的比例明显降低（$P < 0.01$），有效提高了样本在业状态。教育培训属于人力资本投资，对于减轻人口贫困有着深远影响，城乡居民医疗保险使样本的家庭教育培训支出显著增加 71.2%（$P < 0.05$）。由于针对劳动参与状态和家庭教育培训支出的第三步检验中，解释变量的系数均在 0.1%水平上显著，统计上可以确定这两个中介变量为部分中介。城乡居民医疗保险通过改善劳动参与状态实现减贫的中介效应为 -0.0026，占减贫总效应的 5%左右；通过促进参保样本家庭教育培训支出实现减贫的中介效应为 -0.0021，占减贫总效应的 4%左右。降低参保

人自付医疗费用理论上是医疗保险的一条重要减贫路径，回归结果不显著的原因可能是参保产生了"增支效应"，即参保后的保险补偿促进了中老年慢性病居民的医疗服务利用，导致其自付医疗费用并未明显降低。当然，劳动参与状态与家庭教育培训支出只代表城乡居民医疗保险减贫的部分中介机制，其减贫作用的发挥还存在其他中介路径。

表 7　逐步法中介效应检验结果

检验步骤	检验关系	相关变量回归结果		
		多维贫困（被解释变量）		
第一步检验	X→Y	−0.052 *** （0.013）		
		自付医疗 费用（对数）	劳动参与 状态（虚拟变量）	家庭教育培训 支出（对数）
第二步检验	X→M	−0.089 （0.118）	0.085 ** （0.029）	0.712 * （0.293）
第三步检验	控制 X：M→Y	0.006 ** （0.002）	−0.031 *** （0.008）	−0.003 ** （0.001）
	控制 M：X→Y	−0.049 *** （0.014）	−0.050 *** （0.013）	−0.049 *** （0.013）
是否控制其他变量		Yes	Yes	Yes
是否通过检验		No	Yes	Yes
中介效应（ab）		—	−0.0026	−0.0021

注：括号中为标准误，*、**、*** 分别表示在 5%、1%、0.1% 水平上显著。

（二）稳健性检验

Bootstrap 法的检验力高于逐步法，若系数乘积的估计值所构成的置信区间不包含 0，则可以在 5% 的统计水平上拒绝原假设，得出中介效应显著的结论。本文利用 Bootstrap 法重复抽样 500 次，最终得到的结果与逐步回归结果相吻合（见表 8）。

表 8　Bootstrap 法检验结果

	自付医疗费用 （对数）	劳动参与状态 （虚拟变量）	家庭教育培训支出 （对数）
中介效应 95% 置信区间	（−0.0025，0.0012）	（−0.0049，−0.0005）	（−0.0040，−0.0002）
是否控制其他变量	Yes	Yes	Yes
是否通过检验	No	Yes	Yes

五 讨论与建议

本文利用中国家庭追踪调查 2018 年微观数据，从多维贫困角度研究城乡居民医疗保险对中老年慢性病群体产生的影响。实证结果表明：城乡居民医疗保险对中老年慢性病居民有积极的减贫作用，参保能有效降低样本多维贫困指数，具体减贫率为 4.7%。同时，减贫效应具有城乡、年龄与地区异质性，具体表现为：新农合的减贫率（5.6%~6.9%）高于城居保（4.0%~4.5%）；参保对低龄老年样本的减贫效应最稳健，减贫率为 5.2%~5.7%，对于中年样本只有最近邻匹配结果具有统计显著性，减贫率为 6.1%，对 80 岁及以上高龄样本的减贫效应并不明显；城乡居民医疗保险在西部的减贫率高于中部、东部地区，核匹配结果达到 9.5%。中介效应检验发现提升样本在业状态与增加家庭教育培训支出是城乡居民医疗保险减贫的重要中介路径。城乡居民医疗保险在保障居民医疗卫生服务需求、增进民生福祉方面长期、持续地做出重要贡献，然而随着我国国情不断变化，我们仍然需要正视制度实际运行结果与理想预期之间的差距，进一步完善制度设计以更好地实现其反贫困作用，因此本文提出如下三点建议。

（一）优化贫困识别机制，精确瞄准贫困人口

随着贫困研究的深化，相对贫困逐渐取代绝对贫困成为衡量贫困的主要依据。多维贫困弥补了传统贫困理论把贫困单纯理解为收入水平低或物质资料匮乏的局限性，将贫困拓展到物质、健康、精神等多个维度，提高了贫困测量的精度。对不同临界值下多维贫困指标的测度，在精准识别多维贫困人口的同时还能较为全面地反映贫困的广度、深度和强度。健康扶贫工作建立在精准识别贫困人口的基础上。低收入与贫困等价的做法已经不适应新发展阶段的要求，因此有关部门不应把收入作为识别贫困人口的唯一手段，还需要依据实际情况纳入健康、精神、社会参与等其他方面的贫困剥夺，建立一套完整的多维贫困识别机制，提高贫困瞄准的精度。

（二） 提高城乡居民医疗保险统筹层次与保障水平

国家卫生健康委 2021 年 1 月发布的《全国第六次卫生服务统计调查报告》显示，调查地城市与农村居民基本医保参保率分别为 96.1%和 97.6%，贫困人口基本医保覆盖率达 97.8%。在实现高参保、高覆盖目标后，下一阶段的关键任务是继续提高城乡居民医保的统筹层次和保障水平。目前，我国居民医保基本处于市地级统筹阶段，北京、上海、重庆、海南等地已率先实现省级统筹。① 各地区可以借鉴医保统筹经验丰富地区的宝贵经验，合理推进本地城乡居民医保统筹进度，增强基金抗风险能力。与此同时，通过优质医疗资源的下沉，以及与城镇职工医疗保险等更高水平基本医疗保险项目的衔接等，进一步提高居民医保的综合保障能力，有效满足居民医疗需求，促进全民医疗卫生服务均等化这一惠民目标的实现。

（三） 加大城乡居民医疗保险对特殊贫困人口的倾斜力度

新时代精准扶贫要求城乡居民医疗保险的政策定位从广覆盖向均等化转变，偏向保障贫困、近贫群体。城乡居民医疗保险亟须打破对贫困人口的分配偏见，有针对性地制定特殊贫困人口的倾斜政策，如本文所研究的中老年慢性病群体。考虑不同地区的现实情况，在缴费、待遇方面向重病、慢性病、特殊病参保者倾斜，适当提高糖尿病、高血压、癌症等慢性病、重病的报销比例，扩大医保目录、简化报销手续，更好地满足特殊贫困人口的医疗需求。

参考文献

潘文轩：《医疗保障的反贫困作用与机制设计》，《西北人口》2018 年第 4 期。

鲍震宇、赵元凤：《农村居民医疗保险的反贫困效果研究——基于 PSM 的实证分析》，《江西财经大学学报》2018 年第 1 期。

郭庆、吴忠：《城乡居民医保制度统筹会产生促健防贫效用？——基于 PSM-DID 方法的研究》，《中国卫生政策研究》2020 年第 7 期。

郑超、王新军、孙强：《城乡医保统筹政策、健康风险冲击与精准扶贫绩效研

---

① 资料来源：国家医疗保障局对十三届全国人大三次会议第 1319 号建议的答复。

究》，《公共管理学报》2022 年第 1 期。

周坚、周志凯、何敏：《基本医疗保险减轻了农村老年人口贫困吗——从新农合到城乡居民医保》，《社会保障研究》2019 年第 3 期。

刘晓萌：《城乡居民医保的减贫效应研究——基于农村中老年居民的多维贫困视角》，《山西财政税务专科学校学报》2021 年第 3 期。

李实、詹鹏、杨灿：《中国农村公共转移收入的减贫效果》，《中国农业大学学报》（社会科学版）2016 年第 5 期。

任志江、苏瑞珍：《农村医疗保障制度反贫困的传导机理、当前困境与对策创新》，《理论探索》2019 年第 1 期。

M. Ma, Y. Li, N. Wang et al., " Does the Medical Insurance System Really Achieved the Effect of Poverty Alleviation for the Middle‐aged and Elderly People in China?" *BMC Public Health* 1 （2020）: 1-15.

卢小君：《医疗保险对农业转移人口多维贫困的减贫效应研究》，《中国卫生事业管理》2021 年第 6 期。

S. Alkire, M. E. Santos, " Measuring Acute Poverty in the Developing World: Robustness and Scope of the Multidimensional Poverty Index," *World Development* 59 （2014）: 251-274.

S. Alkire, J. Foster, " Counting and Multidimensional Poverty Measurement," *Journal of Public Economics* 7-8 （2011）: 476-487.

阿马蒂亚·森：《以自由看待发展》，任赜、于真译，中国人民大学出版社，2002。

S. O. Becker, A. Ichino, " Estimation of Average Treatment Effects Based on Propensity Scores," *The Stata Journal* 4 （2002）: 358-377.

R. M. Baron, D. A. Kenny, " The Moderator‐mediator Variable Distinction in Social Psychological Research: Conceptual, Strategic, and Statistical Considerations," *Journal of Personality and Social Psychology* 6 （1986）: 1173-1182.

温忠麟、叶宝娟：《中介效应分析：方法和模型发展》，《心理科学进展》2014 年第 5 期。

李峰、罗良清、潘露露：《对多维贫困指标和权重的探索——基于 CFPS 数据的分析》，《江西财经大学学报》2018 年第 6 期。

健康中国与健康老龄化

健康中国研究（第二辑）

第 211~226 页

© SSAP，2023

安宁疗护是否有助于提升中国老人死亡质量[*]

钟玉英^{**}　王维维　陈　蔚

摘　要　本文利用中国老年健康影响因素调查（CLHLS）2011~2012 年、2013~2014 年、2017~2018 年三期的死亡老人混合截面数据，运用结构方程模型分析安宁疗护对老人死亡质量的影响。结果发现，现行安宁疗护不足以提升老人整体死亡质量。究其原因，主观层面上，传统观念避讳谈论死亡以及现代优逝观念尚未形成，阻碍了安宁疗护服务的开展；客观层面上，政府、医院、社区、社会组织、家庭等多个主体的配合度不够，导致安宁疗护在基层治理中落地困难，难以弥合安宁疗护服务供需之间的鸿沟。因此，未来亟须进一步改善中国安宁疗护发展的舆论环境、政策环境与实践环境，更加有效地发挥其对提升老人死亡质量的积极作用。

关键词　安宁疗护　死亡质量　中国老人

一　引言

死亡质量也被称作终末期生存质量，是指临终者对死前一段时间内

---

　*　本文为国家社会科学基金一般项目"第三次分配视域下'医疗众筹'监管机制研究"（22BZZ100）阶段性研究成果。

　**　钟玉英，华南理工大学公共管理学院；王维维，华南理工大学公共管理学院；陈蔚，华南理工大学公共管理学院。

生理、心理、社会关系和周围环境等方面的主观感受。2015 年经济学人智库发布的全球死亡质量调查报告显示，中国居民的死亡质量指数在全球 80 个国家和地区中仅排名第 71。该结果反映出中国老人的死亡质量与世界平均水平之间仍存在较大差距。党的十九届五中全会提出将积极应对人口老龄化上升为国家战略，推动相关经济社会政策配套衔接，满足不同时期老年人口的需求。毫无疑问，提高我国老人死亡质量、让其有品质地离世是积极应对老龄化的重要内容。《"十四五"国家老龄事业发展和养老服务体系规划》中也提出要完善老年健康支撑体系，发展老年医疗、康复护理和安宁疗护服务，让老年人生有所养、死得善终。

从国外经验来看，安宁疗护能够减轻临终老人的身心痛苦，保持个体尊严，在有限时间内提高生存质量；同时，安宁疗护比常规的医疗护理方案花费更少，平均每日住院节约 182 美元。相关研究显示，个体 65 岁以后的医疗支出占一生医疗费用的 70% 左右，临终前 1 年时间更是医疗费用的高支出时期。而安宁疗护理念的匮乏更是加重了临终医疗支出的盲目性，导致老人花费高额医疗支出却陷入"尊严和负担的陷阱"。尽管越来越多的老年人将面临这一需求，但安宁疗护于 1994 年才开始进入我国政策视野，目前安宁疗护的政策措施、制度保障仍处于试点阶段，缺乏顶层设计，亟待深入研究并实现全国推广，以提高我国老人的死亡质量。

既有研究对死亡质量的影响因素进行了多种角度的探索，但在讨论安宁疗护与老人死亡质量的关系时更多基于临床医学的角度，且研究方法多基于回归分析，对老人死亡质量的测量不够全面，导致研究结论可能不一致。基于此，本文利用中国老年健康影响因素调查（CLHLS）2011~2012 年、2013~2014 年、2017~2018 年三期的死亡老人混合截面数据，运用结构方程模型探索安宁疗护对老人死亡质量的整体影响，并通过访谈了解老年人对安宁疗护的期待与需求，以及分析现行安宁疗护服务实施不力的原因。

二 安宁疗护是否有助于提升老人死亡质量的结构方程模型分析

（一）数据来源

本文使用的数据来自 CLHLS。调查范围覆盖全国 23 个省（自治区、直辖市），调查对象为 65 岁及以上的老年人和其 35~64 岁的成年子女，调查问卷分为存活被访者问卷和死亡老人家属问卷两种。本文采用 2011~2012 年、2013~2014 年和 2017~2018 年数据库中的死亡老人样本，在剔除相关变量的缺失值后，最终得到10681 个样本。

（二）变量测量

被解释变量是老人死亡质量。已有研究大多采用死亡质量量表计算老人死亡质量的总得分，或用某一个指标来代理。事实上，死亡质量是一个潜变量。为了提高测量的准确性，可以通过基于结构方程模型的因子分析来测量。本文拟根据已有文献的做法及中国传统文化中关于善终的解读，采用如下指标：第一，自我控制。涉及问卷中临终前老人在洗澡、穿衣、吃饭等六个方面自理能力的问题，将得分加总后求平均值。第二，临终痛苦。问卷询问"老人去世时表情是否痛苦"，将"非常痛苦、比较痛苦"两个选项合并设为 1，"一般"设为 2，"比较安详、很安详"两个选项合并设为 3。第三，意识状态。问卷询问"老人去世前是否神志不清"，是 = 1，否 = 0。第四，社会交往。问卷询问"老人临终前多长时间不经常到户外和别人聊天"。

核心解释变量为安宁疗护。本文使用临终照护情况作为安宁疗护的测量变量，主要反映由家属和护工提供的非正式照护。沿袭张韵对于临终护理可负担性、专业性的考虑，采用如下常用指标来测量：第一，照护支出。CLHLS 问卷询问"老人临终前一个月的照护总费用"。第二，主要照护者。问卷询问"老人临终前日常生活第一位主要照护者是谁"，将选项合并后重新赋值，0 = 非专业人员，1 = 专业人员。第三，照护天数。问卷询问"临终前一个月第一位主要照护者提供照护的天数"。为满足结构方程模型的多变量正态分布要求，对照护支出和照护天数这 2 个变量取自然对数。本文还选取了个人特征和生活方式作为控制变量，具体变量及赋值情况详见表 1。

表 1 主要变量的描述性统计结果

变量维度	变量	赋值	频数	百分比或均值
被解释变量				
死亡质量	自我控制	[1, 3]	10323	1.811
	临终痛苦	1=痛苦	1366	13.95%
		2=一般	2434	24.86%
		3=安详	5992	61.19%
	意识状态	0=无意识	3770	36.10%
		1=清醒有意识	6674	63.90%
	社会交往	1=超过1年	1871	17.52%
		2=半年至1年	810	7.58%
		3=3个月至半年	912	8.54%
		4=少于3个月	7088	66.36%
解释变量				
安宁疗护	照护支出	临终前一个月的照护总费用	9321	2706.69
	主要照护者	0=非专业人员	10086	95.53%
		1=专业人员	472	4.47%
	照护天数	临终前一个月照护天数	9605	21.47
控制变量				
个人特征	性别	0=女	6338	59.34%
		1=男	4343	43.66%
	婚姻状况	0=无配偶	8497	80.39%
		1=有配偶	2073	19.61%
	受教育程度	[0, 25]	10630	1.43
生活方式	吸烟	0=否	9137	86.08%
		1=是	1478	13.92%
	喝酒	0=否	9101	85.92%
		1=是	1491	14.08%
	锻炼身体	0=否	8556	81.04%
		1=是	2002	18.96%

（三）模型构建

本文的结构方程模型由结构模型与测量模型两部分组成：结构模

型表示潜变量之间的关系，测量模型描述潜变量与显变量之间的关系。模型表示如下：

$$\eta = \beta\eta + \gamma\xi + \zeta$$

在上述结构方程式中，ξ 代表解释潜变量，本文指安宁疗护；η 代表被解释潜变量，本文指老人死亡质量；β 代表被解释潜变量之间关系的结构系数，γ 代表被解释潜变量与解释潜变量之间关系的结构系数；ζ 为结构模型的预测误差（扰动项）。

被解释潜变量 η 的测量模型为 $Y = \lambda\eta + \varepsilon$。其中，使用 4 个显变量来测量老人的死亡质量，分别是老人临终前的自我控制、临终痛苦、意识状态和社会交往。解释潜变量 ξ 的测量模型为 $X = \lambda\xi + \delta$。本文用 3 个显变量来测量老人的安宁疗护情况，包括临终前一个月的照护支出、主要照护者和照护天数（见图 1）。

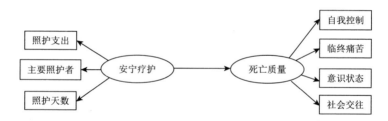

图 1　安宁疗护与老人死亡质量的结构方程模型

（四）　结构方程模型估计结果

本文首先使用结构方程模型估计安宁疗护对老人死亡质量的影响。由于相关变量包含一些缺失值，采用了考虑缺失值的 MLMV 参数估计方法，最终有 10679 个样本被纳入模型，估计结果见表 2。

表 2　结构方程模型参数估计结果

模型	变量关系	估计系数	标准误（OIM）	P>|z|
A. 结构模型	安宁疗护→死亡质量	-0.3185	0.0109	0.000 ***

续表

模型	变量关系	估计系数	标准误（OIM）	P>｜z｜
B. 测量模型	照护支出→安宁疗护	1 [a]		
	主要照护者→安宁疗护	0.0123	0.0016	0.000 ***
	照护天数→安宁疗护	0.4679	0.0160	0.000 ***
	自我控制→死亡质量	1 [a]		
	临终痛苦→死亡质量	0.1407	0.0172	0.000 ***
	意识状态→死亡质量	0.2314	0.0126	0.000 ***
	社会交往→死亡质量	0.6478	0.0322	0.000 ***
C. 拟合指标	LR：chi2_ms（9）= 136.536，P = 0.000； LR：chi2_bs（21）= 5537.150，P = 0.000，RMSEA = 0.036； CFI = 0.977；TLI = 0.946；R^2（CD）= 0.856（模型整体）			

注：表中报告的是非标准系数。"a"用来标注第一个测量指标的因子载荷被 SEM 默认设为 1，***、**、* 表示估计结果在 0.01、0.05、0.1 的水平上显著。

表 2 的 A 部分报告了结构模型的估计结果。从表格中可看到，安宁疗护对老人死亡质量的估计系数为 -0.3185，且在 0.01 的水平上显著，这说明老人接受的安宁疗护服务时间和支出的增加及专业性的增强，并没有改善其死亡质量。B 部分报告了测量模型的估计结果。主要照护者和照护天数对安宁疗护的测量均在 0.01 水平上显著为正，临终痛苦、意识状态和社会交往对死亡质量的测量在 0.01 水平上显著为正，这说明本文所选取的指标均能显著测量各潜变量。C 部分显示了模型的整体拟合结果。极大似然比的检验结果都在 0.01 水平上显著，绝对拟合指标 RMSEA 为 0.036，远小于 McDonald 和 Ho 提出的模型拟合度可接受的上限（0.08）；相对拟合指标 CFI 为 0.977，TLI 为 0.946，整个结构方程模型的 R^2（CD）= 0.856。总体上看，本文所设计的结构方程模型对数据的拟合效果较为理想，模型达到饱和状态。

（五）稳健性检验

作为稳健性检验的方法之一，可在原模型中加入更多控制变量，主要包括受访者个人特征和生活方式两方面，上文已介绍赋值情况。参数估计方法不变，结果见表 3。

表 3　增加更多控制变量的稳健性检验结果

模型	变量关系	估计系数	标准误（OIM）	P>∣z∣
A. 结构模型	安宁疗护→死亡质量	-0.3148	0.0108	0.000 ***
	吸烟→死亡质量	0.0508	0.0194	0.009 ***
	喝酒→死亡质量	0.0005	0.0188	0.990
	锻炼身体→死亡质量	0.1145	0.0163	0.000 ***
	性别→死亡质量	0.0589	0.0153	0.000 ***
	婚姻状况→死亡质量	0.0252	0.0167	0.131
	受教育程度→死亡质量	0.0004	0.0024	0.987
B. 测量模型	照护支出→安宁疗护	1ᵃ		
	主要照护者→安宁疗护	0.0123	0.0016	0.000 ***
	照护天数→安宁疗护	0.4629	0.0158	0.000 ***
	自我控制→死亡质量	1ᵃ		
	临终痛苦→死亡质量	0.1302	0.0172	0.000 ***
	意识状态→死亡质量	0.2359	0.0125	0.000 ***
	社会交往→死亡质量	0.6712	0.0327	0.000 ***
C. 拟合指标	LR：chi2_ms（58）= 2263.593，P = 0.000； LR：chi2_bs（78）= 12042.304，P = 0.000，RMSEA = 0.060； CFI = 0.816；TLI = 0.752；R^2（CD）= 0.980（模型整体）			

注：表中报告的是非标准系数。"a"用来标注第一个测量指标的因子载荷被 SEM 默认设为 1，***、**、* 表示估计结果在 0.01、0.05、0.1 的水平上显著。

　　根据表 3 的估计结果可知，安宁疗护对老人死亡质量的估计系数仍在 0.01 的水平上显著为负。加入更多控制变量之后并未改变估计系数的方向及其显著性水平，仍然与表 2 中的实证结果保持一致，这也说明前文的实证结果是稳健可靠的。

　　从理论以及国外经验来看，安宁疗护应当有助于提升老人死亡质量，而本文的实证结果恰恰与之相悖，安宁疗护对老人死亡质量的估计系数为 -0.3185，且在 0.01 的水平上显著，这说明现行的安宁疗护并没有提升老人的死亡质量。可能的原因有以下两点：一方面，本文中所反映的"安宁疗护"的"临终照护服务"只能算初级阶段的安宁疗护，系统性和专业性都不够；另一方面，安宁疗护服务在我国的推进相当缓慢，尚未大面积得到推广，现行的临终照护还很不正规，未能有效发挥其应有的作用。

三 安宁疗护对提升我国老人死亡质量效果不佳的原因分析

鉴于实证分析中安宁疗护服务对死亡质量的影响还不甚理想，笔者基于文献资料及在广州部分社区及相关管理部门进行的访谈结果，力求将定性分析与定量分析相结合，找到当前安宁疗护实施不力、对提升死亡质量帮助不大的原因。

（一）传统生死观念的影响：忌讳死亡

囿于我国根深蒂固的传统生死伦理观念，多数人忌讳公开谈论死亡，对于安宁疗护的知晓度和接受度也较低，甚至产生偏见。在走访过程中，大部分老人表示从未听说过安宁疗护，社区工作人员也没有介绍宣传。有部分老人误以为安宁疗护是价格昂贵的定制服务，只希望自己临终时子女在身边就好，对于医护人员提供照护服务存在一些排斥。

> 子女比较亲近，不太能接受陌生人。专业不专业的无所谓，反正我身体还不错，没什么毛病，也不需要那些专业的身体护理，有子女照顾就行，疼痛的话忍一忍就过去了。主要就是我一个人住有点孤独，希望临终前小孩都能陪在我身边。
>
> （摘自 LH-F1-84-F① 访谈材料）

当提及在社区建立安宁疗护机构一事时，一些居民对此表示强烈反对，他们认为这样会让更多老人在社区内逝世，是晦气、不吉利的，而且会对社区品质和他们的正常生活造成影响。现阶段我国建设临终关怀设施受阻的案例也时有发生。2014年，在市政府、民政部门的总体安排下，杭州市朝晖九区欲建立具备临终关怀功能的老年护理中心，结果遭到小区居民拉横幅、联合签名抗议等抵制行为，最终取消在老年护理中心设立临终关怀科目。中国首家临终关怀医院——北京松堂

---

① 编码规则："SZ""LH"分别代表"善终相关看法""安宁疗护期待与需求"，用F1-F8依次表示所有访谈个案，并添加受访者的年龄和性别加以区分。

关怀医院曾经历 7 次搬家，其中 4 次是因为居民反对而被迫迁走。上述实际案例说明安宁疗护被污名化，公众尚未形成正确认知和深刻理解。

> 临终关怀那都是为快要死的老人服务的，到时候救护车、灵车不停在小区内开进开出，我们还能正常居住吗？真的太晦气了，如果真要在小区里建这个，我肯定极力反对！年纪越大的人越忌讳这些，心理上吃不消，而且我也住不起这种高档护理机构。

> （摘自 SZ-F2-88-F 访谈材料）

安宁疗护是在个体生命即将终结阶段的特殊服务，在这期间，医护人员必定会与临终者及其家属交流死亡话题，促使他们正视死亡。而上述案例采取回避死亡的态度，显示了公众缺乏对生命和死亡意义的理性判断，安宁疗护的发展也陷入了思想观念与现实冲突的困境中。

（二）孝道文化、医学伦理与现代"优逝"观念的冲突

"百善孝为先"，中国传统孝道文化也使子女在接受安宁疗护方面较为困难。子女对于将老人送到临终机构有沉重的心理负担，他们认为安宁疗护等同于安乐死，是在放任老人等死，是一种"大不孝"的表现，却未考虑到老人在濒临死亡时最需要的是以舒适为目的照料以及对心灵的安抚。其实，安宁疗护同样是一种治疗，它并不意味着放弃生命，而是在生命的长度与质量之间选择了平衡。为表达孝心，部分子女甚至会选择过度医疗，全力救治老人，不顾老人的身心感受，只为延长其存活时间。这种理念和行为恰恰与安宁疗护的目的相悖，对其发展形成阻力。

> 我不会选择抢救的，我老伴前年走的，肺癌晚期，确诊后子女带着他定期去上海肺科医院化疗，后面好转一点了就在本地医院放疗，还试了各种各样的土方法，其实他去化疗了几次之后不想再去了，身体感到痛，吃不消，瘦了很多，但耐不住子女，最

后还是走了。万一我也得了癌症，就以减轻痛苦为主，我已经跟我的子女说过了。

（摘自 SZ-F6-67-F 访谈材料）

不仅是普通公众，一些医护工作者对于死亡的态度同样狭隘。有调查表明，我国目前大部分医护人员所接受的死亡教育和心理承受能力远不能满足安宁疗护的需要；且忠于救死扶伤的天职，面对临终病人，医护人员更多考虑的是如何通过各种医疗手段将其救活，延长生命，忽略了病人的生命质量，还未普遍形成"优逝"的现代死亡观念。

（三）政府顶层设计未落实到底层治理实践

依据国外经验，政府对安宁疗护的态度往往经历从放任发展到重视参与甚至是主动发展的转变过程，毋庸置疑，政府在推进安宁疗护大力发展中承担了重要角色。我国目前已对此进行了初步的顶层设计，但在具体落地实施过程中还存在一些问题，主要表现为法制、体制与政策支撑方面的不足。

首先，法制上忽视临终老年人的优逝权利。联合国认为临终关怀是各个国家国民都应享有的，是一项基本人权，也是国家和社会文明进步的重要标志。但目前我国无论是国家层面还是地方层面，都尚未颁布针对安宁疗护的专项法律。最新修订的《中华人民共和国老年人权益保障法》中仅鼓励为老年人提供临终关怀服务。国家层面的安宁疗护相关政策类型以部门规范性文件为主，重在鼓励、支持、引导，约束力和强制性不足。其次，体制上缺乏统筹规划和行业规范。一方面，管理体制不统一。目前我国对于安宁疗护的定位和类型界定不够清晰，相关管理主体涉及老龄办、卫健委、民政部门、工商部门等，管理主体权责界定不清将导致条块分割、自成体系的局面，甚至出现机构之间抵触执行或者互相扯皮推诿的现象，使得政策难以有效落实。另一方面，行业规范不明晰。与实践需求相比，现有政策中关于安宁疗护服务的表述较为模糊，缺乏实施细则，使得在具体开展的时候存在诸多"空白区域"。再次，政策支持力度不足。从国际经验来看，英国、德国、日本等发达国家的临终关怀机构和组织除了能获得政府财政资助外，还能获得来自基金会、宗教团体的社会资助与捐款。相比之下，我国安宁疗护机构目前处于在夹缝中求生存的状况，不仅政府的资金投入、财政补贴有限，社会慈善捐助与民间筹资也十分匮乏；即便是社会资本运营的安宁疗护机构也大多存在运转困难的现象。政府补贴优惠力度不足自然会削弱安宁疗护机构的发展动力，以及老年人对安宁疗护服务的可承担能力。

建议纳入医保报销范围，我们经济条件还可以，有退休金、养老金，但也有很多家庭经济条件一般，不报销的话可能没办法承担，只能子女照顾，这是缺少治疗。还有一个极端是过度治疗，许多老人已经无力回天了，子女还坚持各种检查治疗。我知道化疗啊、放疗啊这些治疗方式是可以报销的，这就相当于间接鼓励过度治疗了，如果临终关怀的药物和服务项目也能报销，相信家属会更愿意让老人接受临终关怀服务，减少不必要的医疗资源浪费。

（摘自 LH-F5-70-M 访谈材料）

（四）医院、社区的安宁疗护服务供给严重短缺

根据中国生命关怀协会的内部数据，我国安宁疗护服务的社会实际覆盖率仅为 10%，而发达国家和地区的服务覆盖率均超过 80%，北京、上海等地区的机构型和社区居家型安宁疗护的核定床位数与实际需求之间存在较大差距。以上海为例，截至 2022 年 4 月，全市 6046 家医疗机构中仅有 293 家设立了安宁疗护科①，缺口巨大。综合医院不愿开展此项服务的首要原因在于经济效益低。与普通医疗服务相比，安宁疗护更注重对患者社会属性和精神属性等方面的关怀。而心理疏导、死亡教育等部分关怀项目尚未纳入医保范围，也无收费标准，对医务人员的激励不足；且在日均控费的压力下，安宁疗护的开展更是举步维艰。由于资金不足，许多想开展安宁疗护服务的医疗机构望而却步，即便开展了又因资金等问题而关停。

---

① 通过上海市医疗服务信息系统查询得来。

社区和居家临终关怀服务更加便捷灵活，临终老人在家门口就能享受，符合多数老人希望落叶归根的偏好。从这个角度来看，社区参与无疑是临终关怀的重要一环。尽管我国提倡发展的安宁疗护服务模式包括医院、机构、社区、居家疗护等多种形式，但从全国来看，目前提供安宁疗护服务的社区寥寥无几。

> 我们中国人不是讲究落叶归根嘛，那我自然是希望在家里逝世，能够在熟悉的生活环境中离开。虽然对这个临终服务不太了解，但听你介绍的情况应该是不错的，如果可以的话还是希望能享受到。
>
> （摘自 LH-F3-90-F 访谈材料）

对于综合医院来说，受床位紧张、经济效益低等方面的影响，可能没有动力去做；对于社区来说，力量相对薄弱，还会引起业主的抵制，没有能力去做。目前的安宁疗护远不能满足实际需求。

（五）社会组织参与不足

实践证明，英国、德国等多个国家的第三部门极大地推动了临终关怀发展，通过民办非营利组织提供长期护理和安宁疗护是其最佳模式之一。相较而言，我国民间组织、非营利组织等社会力量得不到长足培育，除了李嘉诚基金会、中华老龄事业发展基金会等影响力较大的社会组织捐助外，十分缺乏来自公益彩票、慈善捐赠等的经济支持。此外，就目前情况来看，我国社会组织开展的关于养老方面的公益项目有很多，老人临终关怀类的服务项目则相对匮乏；在已开展的相关项目中，为临终老人及其家属提供的服务内容主要包括情绪疏导、灵性照护、哀伤辅导等，更多聚焦精神层面的关怀，生理方面的关怀服务有待进一步丰富。社会组织对于安宁疗护参与不足，力量较弱，更谈不上政府、市场与社会主体之间的良性合作。

（六）家庭照护有心无力

如今，随着城市空巢化、农村空心化的现象日益严重，许多老年人子女不在身边，基本生活得不到照料，精神寄托得不到满足。尤其是进入临终期时无法获得及时有效的家庭临终照护服务，贫困、疾病、生活质量差成为他们的真实写照。而对于与子女同住的老人来说，也面临一些困难。安宁疗护不仅涉及医学，还与心理学、社会学等学科有交叉，若子女想要为临终老人提供更好的照护，就必须具备一些基本的医学常识和护理技能。但现实是许多家庭照顾者并不具备相关知识，只能提供如擦拭身体、辅助进食等基础性日常照料，临终老人生理、心理上的折磨得不到缓解。

　　还是希望能尽快普及宣传教育吧，说实话很多家庭现在还不知道有这种针对临终老人的专门性服务，医院告知老人病危已经无法挽救了，家属很可能就把老人带回家照顾了，但毕竟家属不是专业人员，护理知识懂得没那么多，老人的疼痛无法缓解，最终在剧痛中走了，家属感到难过又无能为力。

（摘自 LH-F4-65-M 访谈材料）

四　完善我国安宁疗护以提升老人死亡质量的政策建议

（一）扭转传统生死观，普及生命教育

　　未知死，焉知生？这就需要加大宣传力度，广泛开展生命教育，引导全体社会成员科学认知死亡、坦然面对死亡。通过多样化途径普及生命教育，引导老年人开放包容、客观理性地认识生与死。开发生死教育读本，定期邀请临终关怀方面的专家进入社区开办公益讲座；鼓励老人制定预立遗嘱，提前做好面临死亡的准备。医护人员也要有正确的死亡观，可以借鉴国外经验，在医院和医学院校中开设相关课程和培训，增强医护人员对临终老人的同理心。唯有树立正确的死亡观念，安宁疗护的覆盖面和参与群体才会不断扩大。

（二）倡导优逝理念，提高安宁疗护的知晓度和接受度

　　在现代社会中，优逝是老年人在临终期的基本权利，也是子女尽孝的道德责任甚至是全社会理应追求的生命标准。当前亟须提高公众

对于安宁疗护的知晓度和接受度，让优逝理念更加深入人心。具体措施如下：首先，可以借助我国传统文化中的积极因素扭转将临终照护与"放弃治疗、消极等死"画等号的错误认知。例如，重新定义孝道内涵，引导子女认识到让老人舒适、安详、有尊严地度过人生最后一段时光才是真正意义上的尽孝道，而不是一味通过各种医疗手段延长老人生命，做个"活死人"。其次，进一步推广生前预立遗嘱，引导老人提前写下想要实现的小心愿以及对死亡方式的选择，确保在临终时能够得到自主、自决与自尊。再次，医护人员要以临终老人为中心，坚持人道主义，尽力减轻其痛苦，满足老人的合理需求。

（三）完善顶层设计，加大投入，推进底层落实

安宁疗护相关法律的缺失会阻碍其发展进程，因此政府应尽快将立法工作提上日程。首先，借鉴西方发达国家的做法，对目前已出台的零散的安宁疗护相关政策文本进行系统性整合，从国家层面进行专项立法。其次，明确权力结构和运行机制，建议增设专门负责老人安宁疗护的职能部门，进行统一管理、监督和评估。最后，阻碍安宁疗护推进落地的一大原因就是费用问题，为此政府应加大财政投入。一方面，健全资金筹集和投入机制，各级政府应调整财政支付结构，平稳、可持续地加大投资力度。另一方面，采取福利补偿措施以减轻临终老人的经济负担，比如将安宁疗护与医疗保险制度、长期护理险制度相结合，为处于临终阶段的高龄、失能、农村老年人等弱势群体提供优惠补助和专项救助等。

（四）重视多样化服务模式建设，增加安宁疗护服务供给

本文发现，老人对于安宁疗护具有较大需求，但目前的供给仍存在巨大缺口。我国应坚持政府主导，鼓励市场和社会参与，建立医院、机构、社区和居家相衔接的服务机制，促进正式、非正式照护相结合，有效增加安宁疗护服务供给。一是通过各项优惠扶持政策推动建立独立的安宁疗护机构，同时加强内设、合作、转化与输出等多种形态的服务。二是重点推进社区安宁疗护建设，鼓励有条件的社区卫生服务中心和乡镇卫生院设立专门的安宁疗护床位；加强对家庭医生和护士的培养，为居家临终老人提供上门服务。三是为家庭成员增能，提升

家庭照护的专业性。此外，应提升社会力量的参与度，建立社会组织与机构、社区的良性合作协调机制。

作者声明：本文无实际或潜在的利益冲突。

参考文献

World Health Organization，"Planning and Implementing Palliative Care Services：A Guide for Programme Managers，" Geneva：World Health Organization，2016.

刘怡均、林向英、张燕：《中文版世界卫生组织生存质量测定量表简表用于终末期肾病的信效度验证》，《首都医科大学学报》2021 年第 4 期。

W. Y. Lin et al. ，" Medical Expenditure and Satisfaction of Family between Hospice Care and General Care in Terminal Cancer Patient in Taiwan，" *Journal of the Formosah Medical Association* 10 （2009）：794-802.

吕国营、周万里、王超群：《人口老龄化、临近死亡时间与医疗费用支出——基于中国老年人健康影响因素跟踪调查的实证分析》，《中国卫生政策研究》2020 年第 5 期。

龚秀全、周雨婷：《居家还是住机构——临终老人的照料成本和死亡质量比较》，《社会保障研究》2020 年第 3 期。

唐桂香、胡海燕、施爱荣：《临终关怀对老年住院临终患者生活质量、心理状态的影响》，《实用临床护理学电子杂志》2019 年第 44 期。

D. N. Gu，Y. Zeng，"Healthiness of Survival and Quality of Death among Oldest Old in China Uusing Fuzzy Sets，" *Journal of Aging & Health* 24 （2012）：1091-1130.

张韵、陆杰华：《痛苦抑或安详：中国老年人临终状态及其影响因素的实证探究》，《人口与发展》2017 年第 2 期。

R. P. McDonald，M. H. R. Ho，"Principles and Practice in Reporting Structural Equation Analyses，" *Psychological Methods* 1 （2002）：64-82.

《临终关怀该不该设》，《浙江老年报》2014 年 4 月 11 日。

《临终关怀医院为何难建》，《文摘报》2014 年 3 月 15 日。

马静松、孙福川：《临终关怀在中国：困境与出路》，《中国医学伦理学》2008 年第 6 期。

杨晶等：《医护人员对待死亡及临终关怀态度的调查》，《中华护理杂志》1998 年第 10 期。

邓帅、李义庭：《我国临终关怀医疗服务相关政策的现状研究》，《中国医学伦理学》2015 年第 3 期。

陈雷：《社区居家老年临终关怀——制度缺陷与福利治理》，中国社会出版社，2019。

纪竞垚：《我国老年临终关怀政策：回顾与前瞻》，《社会科学文摘》2018 年第 1 期。

谢琼：《死得其安：临终关怀服务体系的构建与完善》，《中国行政管理》2019 年第 12 期。

健康中国研究（第二辑）

第 227~247 页

© SSAP，2023

珠三角地区独生子女与多子女老年人机构养老意愿的影响因素分析[*]

黄　翔　梁家斌　杨华杰　卫庆国　王皓翔[**]

摘　要　为了了解珠三角地区常住老年人机构养老意愿的影响因素，为优化多元主体养老服务体系的建设提供参考，本文采用多阶段分层随机抽样方法，在珠三角地区选取 2 个地级市的 7 个社区卫生服务中心，对到该中心就诊的 60 岁及以上常住老年人进行问卷调查。结果显示，珠三角地区常住老年人机构养老意愿与其子女情况并无关联，但受其文化水平、经济状况、健康状况和养老观念的显著影响，突发公共卫生事件进一步推动了机构养老意愿的选择。应从政策保障、经济保障、观念引导等方面出发，结合珠三角地区的区域特点，科学规划和推动机构养老的发展。

关键词　老年人　机构养老　养老意愿　影响因素

---

[*]　本文为国家自然科学基金组织间国际合作研究项目（72061137002）、广东省哲学社会科学规划项目（GD19CGL12）、中山市医学科研项目（2021J447）阶段性成果。

[**]　黄翔，中山市三乡镇社区卫生服务中心、澳门科技大学医学院；梁家斌，中山市三乡镇社区卫生服务中心；杨华杰、卫庆国，广东开放大学（广东理工职业学院）健康产业学院；王皓翔，中山大学公共卫生学院。通讯作者：王皓翔，wanghx27@ mail. sysu.edu.cn；杨华杰，mythyhj@ 163.com。

一 研究背景

按照国际惯例，当一个国家或地区 60 岁及以上老年人口数量占总人口的比重超过 10%，或 65 岁及以上老年人口占总人口的比重超过 7%，即代表这个国家或地区进入了人口老龄化社会。第七次全国人口普查数据显示，截至 2020 年 11 月，我国 60 岁及以上人口达 2.64 亿，占总人口的 18.7%，相较于 2010 年第六次全国人口普查，60 岁及以上人口的比重上升了 5.44 个百分点，65 岁及以上人口的比重上升了 4.63 个百分点，表明我国已全面进入快速老龄化发展阶段。人口老龄化是我国社会发展的一个重要趋势，将逐步成为人口长期均衡发展的重要矛盾，也是今后很长一段时期我国将面临的基本国情。"十四五"时期我国将进入中度老龄化阶段，而据预测，2035 年前后我国将进入重度老龄化阶段，届时我国老年人口将超过 4.2 亿，占总人口的比重将超过 30%。到 2050 年前后人口老龄化程度将达到最高峰。第七次全国人口普查数据显示，与 2010 年第六次全国人口普查相比，珠三角核心区人口所占比重上升 8.04 个百分点，且常住人口已占全省常住人口总量的 61.91%，人口进一步向珠三角城市群和都市圈集聚。数据还显示，珠三角地区 60 岁及以上老年人口占常住人口的比重为 9.53%，尽管该地区人口老龄化程度明显低于全国水平，但作为我国人口持续流入的地区之一，也是老年人口流入的主要区域，珠三角地区整体上正朝着老龄化阶段发展。

目前我国的老龄化呈现绝对规模大、发展速度快、高龄化伴失能化趋势显著、发展不均衡和波动幅度大、人口结构少子化趋势明显、"未富先老"等特征。老龄、高龄人口，特别是失能、半失能老年人比例的上升，不仅直接影响老年人生活质量，更增大了家庭和社会的养老照料负担，这部分人口对照护服务的需求呈现长期化、刚性化的特点。"一人失能，全家失衡"已经成为不少中国家庭面临的难题，失能与半失能老年人的专业化照护问题是当前我国人口老龄化发展过程中必须面对的重要难题，届时我国将面临更为严峻的养老压力。

我国目前的养老模式主要分为四种，分别是家庭养老、机构养老、社区居家养老和医养结合养老。其中家庭养老是指老年人住在自己或子女的家里，在不改变居住环境、保留原有生活习惯和生活方式的前提下，由子女服侍或者自我照顾，依靠所在家庭提供一定经济支持的养老模式，是我国长期以来居于主导地位的传统养老模式。医养结合养老是一个具有中国特色的概念，着眼于解决我国长期以来养老服务领域医养分离的问题，是推进健康老龄化的重要举措，作为一种有病治病、无病疗养、医疗康复和养老相结合，将医疗、养老、康复有效整合的新型养老模式，可以为老年人提供医疗卫生与养老相结合的服务，有效满足老年人对医养的双重需求。机构养老是指老年人集中在专门为其提供综合服务的社会组织或机构，由这些机构专门为老年人提供护理、食宿、照料等方面的服务。有研究表明，随着老龄化的加剧和老年人口的增加，家庭养老和社区居家养老很难满足当今社会的需求，而养老机构拥有更加完善的养老设施和专业的工作人员，因此机构养老服务的存在就显得至关重要。社区居家养老是在传统的子女供养的家庭养老模式基础上，以社区为服务载体，政府和机构通过合理分配资源为老年人提供其所需的生活、医疗、精神娱乐等方面的照料服务，既保留了家庭养老的环境优势，又结合了机构养老的专业性优点的养老模式，是对传统家庭养老模式的补充与更新，也是我国发展社区服务和建立养老服务体系的一项重要内容。

研究表明，不同特征的老年人养老服务需求差异明显。现阶段我国所推行的社区居家养老服务的内容和产出规模远远不能满足老年人多层次的养老服务需求，其服务供给精准性欠缺和供需错位，导致社区居家养老服务出现不可用、不能用、不好用、不方便用等可及性差的问题；而机构养老能够给予半自理或完全不能自理、有精神疾病的老年人相对专业的照料，能够为老年人提供安全、稳定的社交平台，缓解老年人的孤独感，更重要的是能够提供更专业、全面的健康生活服务，有效减轻社会、家庭和子女的负担，降低整个社会的养老成本。此外，中国目前的医养结合养老服务中"医"和"养"的结合仍然不够紧密，面临法律保障和制度支持较为欠缺、医养结合机构数量不足、医养护人才稀缺、服务供需不匹配等诸多困境。尽管不同国家在政治经济、社会文化和历史背景等方面存在显著差异，在应对老龄化的策略上和养老模式的选择上有所不同，但总体来看均呈现由以家庭养老为主向以社会化（市场）养老（社区养老和机构养老）为主转变的趋势。

1971 年至 1982 年，我国开始全面实施计划生育的基本国策，自此我国人口开始由"高出生、低死亡、高增长"转向"低出生、低死亡、低增长"，人口出生率得到有效控制，但也在一定程度上导致如今人口老龄化问题突出，以及家庭规模小型化、独生子女数量显著增多等现象。尽管后期我国迅速调整了生育政策，先后实施了"二孩"和"三孩"政策，并且目前已经事实上结束了计划生育政策，但该政策的长期实施使得人们的生育观念发生转变，导致了较低的生育水平及较少的生育数量，进而可能导致我国不断产生新的独生子女家庭，少子化趋势仍将是我国未来人口结构变化的重要特征之一。第七次全国人口普查数据显示，全国平均每个家庭户的人口数仅为 2.62 人，相较于 2010 年的 3.10 人减少 0.48 人；广东省平均每个家庭户的人口数为 2.63 人，相较于 2010 年的 3.20 人减少 0.57 人，珠三角核心区户均人口数仅为 2.32 人，广东省少子化趋势较全国平均水平更为突出，并且珠三角地区少子化程度比广东省其他区域更为严重。

我国社会的剧烈变迁已使家庭所处宏观环境发生了显著的改变，始于 20 世纪 70 年代的计划生育政策使我国产生了庞大的独生子女家庭，导致家庭规模锐减，家庭结构趋向核心化，家庭结构的变迁和老年群体自身的变化将进一步深刻影响家庭的养老功能，社会化（市场）养老（社区养老和机构养老）逐渐成为老年人养老方式的重要选择。Suhzi 等的研究表明，随着家庭越来越难满足老年人生活照料所需要的条件，以及老年人对养老方式的要求出现新的变化，机构养老逐渐成为老年人养老方式的最佳选项。

建立多元社会化养老服务体系是应对我国人口老龄化的重要手段。机构养老作为多元社会化养老服务体系的支撑，扮演着重要的角色。老年人的养老意愿不仅是老年人基于个人、家庭养老资源的现实情况对未来养老方式的期望和安排，也是相关部门有效配置养老资源、积极应对人口老龄化的决策依据。但目前我国养老服务体系的发展过程中，面临养老服务供给与需求在总量和结构上错配，部分困难群体的照护不足与养老机构床位空置、部分日间照料中心资源浪费等现象并存的严峻问题，现阶段我国养老机构的资源配置与老年人对养老服务的实际需求不相符。有研究表明，经济发达的珠三角地区老年人口密度最高，整体养老资源最为丰富，但针对该地区独生子女老年人与多子女老年人机构养老意愿及其影响因素的比较研究较为匮乏，并且在我国结束计划生育政策背景下，"独生子女"即将成为历史名词，因此关注并研究独生子女老年人与多子女老年人之间养老意愿的差异，有助于为之后多子女时代养老服务的发展提供参考。

二　研究对象与研究方法

（一）研究对象

《中华人民共和国老年人权益保障法》对老年人有明确的界定，即 60 岁及以上公民。因此本研究选取珠三角地区 60 岁及以上常住老年人为样本对象。考虑到目前我国已经建立起较为完善的社区卫生服务体系，且针对常住人口（在所在地居住 6 个月及以上）开展了国家基本公共卫生服务，因此本研究的样本收集依托社区卫生服务机构开展。本研究采用多阶段分层抽样的方法：首先选取珠三角地区 2 个地级市，其次在每个地级市随机选取 20%的次级行政区域，再在每个次级行政区域随机选取 2 个社区卫生服务中心（站）。本研究共纳入 7 个社区卫生服务中心（站）作为研究点，以到社区卫生服务中心（站）就诊的 60 岁及以上常住老年人为研究对象。本研究于 2022 年 6~10 月，由培训合格的社区医务人员对珠三角地区 60 岁及以上常住老年人进行现场问卷调查，共有效调查珠三角地区常住老年人 1919 人，本研究以其中有子女的 1898 位老年人为研究对象。

（二）研究方法

参照中国老年社会追踪调查（CLASS）问卷自行设计老年人养老服务意愿调查问卷，调查内容包括老年人的个人基本情况、家庭结构及居住情况、养老生活规划（意愿）等。经从事养老服务研究的专家、养老服务一线工作骨干等的三轮咨询修改，认为问卷题项设计合理，能较好地反映研究目的。该问卷的哥特曼系数为 0.9093，内容效度指数为 0.9167，信效度较好。按照生育子女情况，本研究将纳入研究的老年人分为独生子女老年人和二孩及以上的多子女老年人两组，分析两组老年人的基本情况及其机构养老意愿的影响因素。

世界卫生组织（World Health Organization，WHO）概述了生活质量（Quality of Life，QOL）的一种定义，即个体在其所处文化和价值体系的背景下对自身状态的一种体验和认知，与个体的期望、目标、生活的标准密切相关，从该定义的角度来看，QOL 带有较为明显的主观性。有研究表明，行动受限的老年人比行动受限较少的老年人的健康相关生活质量（Health-Related Quality of Life，HRQOL）更低。而一项有关中国华南地区农村老年人的研究结果表明，更高水平的家庭支持和体育活动可能有助于改善老年人的身体状况、精神状态和日常生活活动能力（Activities of Daily Living，ADL），体育活动干预可以减缓生活质量的下降速度。此外，研究表明 QOL 还取决于体育活动量、疾病、社会经济地位和受教育程度。本研究对到社区卫生服务机构接受服务的老年人进行了面对面问卷调查，从行动能力、经济负担能力和自觉心理状态等因素，由研究对象对其 QOL 进行了自我评价，包括无慢性疾病，患有慢性疾病但不影响生活质量（行动能力、经济负担能力和自觉心理状态均良好）、患有慢性疾病且对生活质量影响较大（行动能力、经济负担能力或自觉心理状态至少有一项欠佳）三种情况。

（三）质量控制

调查前充分告知被调查者本研究的目的及注意事项，在取得其知情同意后开始正式调查；调查结束后做好数据的逻辑校验。使用 EpiData 3.1 编制数据库并进行数据的双份录入，以确保数据的准确性；采用标准的数据统计分析软件和科学的统计分析方法进行数据的统计分析，并注意调整混杂因素及其影响。

（四）统计学分析

采用 SPSS 16.0 软件进行数据的统计学分析，计数资料的分析采用百分比（%），组间比较采用 χ^2 检验。采用多因素 Logistic 回归分析老年人机构养老意愿的影响因素，采用 Backward：LR 法筛选自变量。检验水平 $\alpha = 0.05$。

三 研究结果

（一）基本情况

本研究共调查老年人 1898 人，其中独生子女老年人 254 人（13.4%），多子女老年人 1644 人（86.6%）；老年人平均年龄 69.42±6.013 岁；老年人文化程度以小学（43.5%）和初中（25.8%）为主；有 76.0%的老年人已退休且目前未从事有收入的工作；老年人的主要经济来源为退休金（72.8%）、个人储蓄（66.2%）和子女/亲属赡养（64.9%）；分别有47.2%和45.6%的老年人表示其家庭月收入与支出比较有节余和基本持平；17.0%的老年人无养老保险；63.7%的老年人无慢性疾病，32.2%的老年人患有慢性疾病，但不影响其生活质量；87.2%的老年人对目前的生活状况感到满意。独生子女组与多子女组的老年人在性别、婚姻状态、文化程度、退休状况、主要经济来源、户籍性质、养老保险和自觉身体健康状况等方面的差异有统计学意义（*P*<0.05），如表 1 所示。

表 1　珠三角地区被调查老年人的基本情况

因素	合计 （n=1898） （人，%）	独生子女 （n=254） （人，%）	多子女 （n=1644） （人，%）	χ^2	P
性别					
男	861（45.4）	132（52.0）	729（44.3）	5.162	0.023
女	1037（54.6）	122（48.0）	915（55.7）		
年龄	69.42±6.013	68.44±6.289	69.42±6.013		
婚姻状态					
未婚	6（0.3）	3（1.2）	3（0.2）	8.528	0.014
已婚	1596（84.1）	205（80.7）	1391（84.6）		
丧偶/离异	296（15.6）	46（18.1）	250（15.2）		
文化程度					
不识字或识字很少	299（15.8）	21（8.3）	278（16.9）	123.201	<0.001
小学	825（43.5）	69（27.2）	756（46.0）		
初中	490（25.8）	72（28.3）	418（25.4）		
高中/职高/中专	204（10.7）	60（23.6）	144（8.8）		
大专及以上	80（4.2）	32（12.6）	48（2.9）		
退休状况					
未退休	92（4.8）	21（8.3）	71（4.3）	15.655	0.001
已退休且目前未从事有收入的工作	1442（76.0）	184（72.4）	1258（76.5）		
已退休且目前仍从事有收入的工作	148（7.8）	29（11.4）	119（7.2）		

续表

因素	合计 （n＝1898） （人，%）	独生子女 （n＝254） （人，%）	多子女 （n＝1644） （人，%）	χ^2	P
从未工作过	216（11.4）	20（7.9）	196（11.9）		
主要经济来源					
退休金	1381（72.8）	181（71.3）	1200（73.0）	57.624	<0.001
自己劳动所得	386（20.3）	70（27.6）	316（19.2）		
个人储蓄	1256（66.2）	179（70.5）	1077（65.5）		
子女/亲属赡养	1232（64.9）	143（56.3）	1089（66.2）		
政府补贴或相关福利（如低 保、高龄补贴）	95（5.0）	28（11.0）	67（4.1）		
商业保险	124（6.5）	37（14.6）	87（5.3）		
其他	21（1.1）	1（0.4）	20（1.2）		
家庭月收入与支出情况					
有余	895（47.2）	128（50.4）	767（46.6）	4.597	0.100
基本持平	866（45.6）	102（40.2）	764（46.5）		
不足	137（7.2）	24（9.4）	113（6.9）		
户籍性质					
城市	636（33.5）	142（55.9）	494（30.0）	66.019	<0.001
农村	1262（66.5）	112（44.1）	1150（70.0）		
户籍属地					
本地户籍	1423（75.0）	188（74.0）	1235（75.1）	0.143	0.705
非本地户籍	475（25.0）	66（26.0）	409（24.9）		
医疗保险					
无	81（4.3）	7（2.8）	74（4.5）	1.640	0.200
有	1817（95.7）	247（97.2）	1570（95.5）		
养老保险					
无	322（17.0）	28（11.0）	294（17.9）	7.349	0.007
有	1576（83.0）	226（89.0）	1350（82.1）		
自觉身体健康状况					
无慢性疾病	1209（63.7）	185（72.8）	1024（62.3）	10.954	0.004
患有慢性疾病但不影响生活质 量（行动能力、经济负担能力 和自觉心理状态均良好）	612（32.2）	63（24.8）	549（33.4）		

续表

因素	合计 （n=1898） （人,%）	独生子女 （n=254） （人,%）	多子女 （n=1644） （人,%）	χ²	P
患有慢性疾病且对生活质量影响较大（行动能力、经济负担能力或自觉心理状态至少有一项欠佳）	77（4.1）	6（2.4）	71（4.3）		
生活状况满意程度					
满意	1655（87.2）	206（81.1）	1449（88.1）	10.057	0.007
一般	231（12.2）	45（17.7）	186（11.3）		
不满意	12（0.6）	3（1.2）	9（0.5）		

（二）被调查老年人养老生活规划情况

调查显示，有68.7%的老年人没有主动了解过居住地的养老政策；分别有64.6%、47.2%、33.1%的老年人认为养老照料的主体为子女、自我和配偶、政府（包含社区）；分别有81.9%、54.7%、38.9%和19.9%的老年人认为目前我国主要的养老方式为家庭养老、机构养老、社区居家养老和医养结合养老；有51.6%的老年人倾向于与儿子住一起，5.3%的老年人倾向于与女儿住一起；49.9%的老年人愿意选择机构养老，其中独生子女老年人和多子女老年人愿意选择机构养老的比例分别为72.0%和46.5%；20.3%的老年人表示在有需要的情况下会购买社会化养老服务项目；同意和不同意养儿防老观念的老年人的比例分别为70.4%和29.6%；假设入住养老院，老年人可承担的机构养老的月均费用集中在1500元以下（47.0%）和1500~2999元（40.4%）；74.1%的老年人认为突发公共卫生事件对其养老规划有影响，其中38.9%的老年人认为有明显影响（独生子女老年人为27.3%，多子女老年人为42.2%）。独生子女与多子女的老年人在是否主动了解居住地养老政策、养老照料主体认知、目前我国主要养老方式认知、倾向于与子女哪一方一起居住、选择机构养老的意愿、购买社会化养老服务项目的意愿、对养儿防老观念的态度、可承担的机构养老的月均费用和突发公共卫生事件对养老规划的影响等方面的差异有统计学意义（P<0.05），如表2所示。

表 2 珠三角地区被调查老年人养老生活规划情况

因素	合计 （n=1898） （人，%）	独生子女 （n=254） （人，%）	多子女 （n=1644） （人，%）	χ^2	P
主动了解居住地养老政策					
是	210（11.1）	46（18.1）	164（10.0）	14.845	0.001
否	1304（68.7）	162（63.8）	1142（69.5）		
不关心	384（20.2）	46（18.1）	338（20.5）		
养老照料的主体					
政府（包含社区）	629（33.1）	92（36.2）	537（32.7）	9.814	0.020
子女	1226（64.6）	147（57.9）	1079（65.6）		
自我和配偶	895（47.2）	101（39.8）	794（48.3）		
三者共同承担	791（41.7）	124（48.8）	667（40.6）		
目前我国主要的养老方式					
家庭养老	1554（81.9）	200（78.7）	1354（82.4）	12.006	0.017
社区居家养老	738（38.9）	114（44.9）	624（38.0）		
机构养老	1039（54.7）	168（66.1）	871（53.0）		
医养结合养老	378（19.9）	72（28.3）	306（18.6）		
不了解	50（2.6）	6（2.4）	44（2.7）		
倾向于与子女中的哪一方一起居住					
儿子	979（51.6）	66（26.0）	913（55.5）	77.157	<0.001
女儿	100（5.3）	22（8.6）	78（4.7）		
未明确	819（43.1）	166（65.4）	653（39.7）		
选择机构养老的意愿					
不愿意	951（50.1）	71（28.0）	880（53.5）	57.563	<0.001
愿意	947（49.9）	183（72.0）	764（46.5）		
社会化养老服务项目购买意愿					
会	385（20.3）	93（36.6）	292（17.8）	67.204	<0.001
不会	623（32.8）	38（15.0）	585（35.6）		
不清楚，视情况而定	900（46.9）	123（48.4）	767（46.6）		
对养儿防老观念的态度					
同意	1337（70.4）	142（55.9）	1195（72.7）	29.763	<0.001
不同意	561（29.6）	112（44.1）	449（27.3）		
可承担的机构养老的月均费用					

因素	合计 （n=1898） （人，%）	独生子女 （n=254） （人，%）	多子女 （n=1644） （人，%）	χ^2	P
1500 元以下	893（47.0）	78（30.7）	815（49.6）	33.444	<0.001
1500~2999 元	766（40.4）	129（50.8）	637（38.7）		
3000~4499 元	183（9.6）	36（14.2）	147（8.9）		
4500 元及以上	30（1.6）	7（2.7）	23（1.4）		
未明确	26（1.4）	4（1.6）	22（1.3）		
突发公共卫生事件对养老规划 的影响					
无	491（25.9）	110（43.3）	381（23.2）	46.497	<0.001
有	1407（74.1）	144（56.7）	1263（76.8）		

（三）珠三角地区老年人机构养老意愿的影响因素分析

1. 变量设置

（1）因变量

如表 3 所示，珠三角地区独生子女老年人、多子女老年人机构养老意愿的影响因素分析的因变量均为老年人是否选择到养老机构养老。根据调查问卷中的题项"如有需要，您是否会考虑到养老机构养老？"将老年人选择机构养老的意愿划分为"愿意"和"不愿意"两种情况。

（2）自变量

自变量包括老年人的退休状况、主要经济来源、养老保险、主动了解居住地养老政策、对养儿防老观念的态度、突发公共卫生事件对养老规划的影响等。退休状况以调查时老年人的工作状态及是否以工作为基础获取收入划分为从未工作过、未退休、已退休且目前仍从事有收入的工作、已退休且目前未从事有收入的工作四种情况。主要经济来源考虑老年人养老可能获得的经济支持方式和途径，并将其划分为退休金、自己劳动所得、个人储蓄、子女/亲属赡养、政府补贴或相关福利（如低保、高龄补贴）、商业保险和其他七种情况。户籍性质划分为城市户籍和农村户籍；养老保险划分为有、无两种情况；主动了解居住地养老政策划分为否（没有）、是（有）和不关心；对养儿防老观念的态度划分为同意和不同意；突发公共卫生事件对养老规划的影响划分为有和无。自觉身体健康状况以调查时老年人有无确诊慢性疾病及慢性疾病对其生活的影响程度，考虑行动能力、经济负担能力和自觉心理状态等因素，划分为无慢性疾病、患有慢性疾病但不影响生活质量（行动能力、经济负担能力和自觉心理状态均良好）、患有慢性疾病且对生活质量影响较大（行动能力、经济负担能力或自觉心理状态至少有一项欠佳）。

（3）控制变量

控制变量为珠三角地区老年人的个体因素，主要包括性别、年龄、婚姻状态、文化程度、户籍性质、自觉身体健康状况和子女情况等。

表 3　珠三角地区老年人机构养老意愿的影响因素分析变量设置及定义

变量	定义
选择机构养老的意愿	不愿意 = 0；愿意 = 1
性别	男 = 1；女 = 2
年龄	连续变量
婚姻状态	未婚 = 1；已婚 = 2；丧偶/离异 = 3
文化程度	不识字或识字很少 = 1；小学 = 2；初中 = 3；高中/职高/中专 = 4；大专及以上 = 5
退休状况	从未工作过 = 1；未退休 = 2；已退休且目前未从事有收入的工作 = 3；已退休且目前仍从事有收入的工作 = 4
主要经济来源	
退休金	是 = 1；否 = 0
自己劳动所得	是 = 1；否 = 0
个人储蓄	是 = 1；否 = 0
子女/亲属赡养	是 = 1；否 = 0
政府补贴或相关福利（如低保、高龄补贴）	是 = 1；否 = 0
商业保险	是 = 1；否 = 0
其他	是 = 1；否 = 0
户籍性质	城市 = 1；农村 = 2
养老保险	无 = 0，有 = 1
自觉身体健康状况	无慢性疾病 = 1；患有慢性疾病但不影响生活质量（行动能力、经济负担能力和自觉心理状态均良好）= 2；患有慢性疾病且对生活质量影响较大（行动能力、经济负担能力或自觉心理状态至少有一项欠佳）= 3

变量	定义
生活状况满意程度	不满意 = 1；一般 = 2；满意 = 3
主动了解居住地养老政策	否 = 1；是 = 2；不关心 = 3
对养儿防老观念的态度	不同意 = 1；同意 = 2
突发公共卫生事件对养老规划的影响	无 = 1；有 = 2
子女情况	多子女 = 1；独生子女 = 2

2. 珠三角地区老年人机构养老意愿影响因素分析结果

本研究以老年人选择机构养老的意愿（1 = 愿意，0 = 不愿意）为因变量，采用 Backward：LR 法筛选自变量，按照 α 入 = 0.05，β 出 = 0.10 标准，以性别、年龄、婚姻状态、文化程度、子女情况、退休状况、户籍性质、自觉身体健康状况、是否有养老保险、生活状况满意程度、是否主动了解居住地养老政策、对养儿防老观念的态度、突发公共卫生事件对养老规划的影响等因素为自变量进行多因素 Logistic 回归分析。

表 4 显示，随着年龄（$OR = 0.956$，$95\% CI = 0.935 \sim 0.978$）的增长，老年人选择机构养老的意愿更低；相较于不识字或识字很少的老年人，小学（$OR = 0.563$，$95\% CI = 0.396 \sim 0.801$）、初中（$OR = 0.453$，$95\% CI = 0.304 \sim 0.675$）、高中/职高/中专（$OR = 0.216$，$95\% CI = 0.116 \sim 0.403$）文化程度的老年人选择机构养老的意愿更低；未退休（$OR = 3.920$，$95\% CI = 1.367 \sim 11.243$）的老年人选择机构养老的意愿相较于从未工作过的老年人更高；有养老保险（$OR = 2.410$，$95\% CI = 1.683 \sim 3.452$）的老年人选择机构养老的意愿更高；相较于无慢性疾病的老年人，患有慢性疾病但不影响生活质量（$OR = 0.566$，$95\% CI = 0.426 \sim 0.751$）的老年人选择机构养老的意愿更低，患有慢性疾病且对生活质量影响较大（$OR = 2.231$，$95\% CI = 1.199 \sim 4.153$）的老年人更倾向于选择机构养老；有主动了解过居住地养老政策（$OR = 3.494$，$95\% CI = 2.127 \sim 5.740$）的老年人选择机构养老的意愿更高；同意养儿防老观念（$OR = 0.281$，$95\% CI = 0.209 \sim 0.377$）的老年人相较于不同意该观念的老年人选择机构养老的意愿更低；认为突发公共卫生事件对养老规划有影响（$OR = 4.017$，$95\% CI = 2.731 \sim 5.909$）的

老年人更倾向于选择机构养老。

表4　珠三角地区老年人机构养老意愿的影响因素分析

因素	OR 值（95%CI）	P
年龄	0.956（0.935~0.978）	<0.001
文化程度		
不识字或识字很少	1.000	
小学	0.563（0.396~0.801）	0.001
初中	0.453（0.304~0.675）	<0.001
高中/职高/中专	0.216（0.116~0.403）	<0.001
大专及以上	2.574（0.948~6.991）	0.064
退休状况		
从未工作过	1.000	
未退休	3.920（1.367~11.243）	0.011
已退休且目前未从事有收入的工作	0.886（0.577~1.361）	0.580
已退休且目前仍从事有收入的工作	1.570（0.850~2.900）	0.150
养老保险		
无	1.000	
有	2.410（1.683~3.452）	<0.001
自觉身体健康状况		
无慢性疾病	1.000	
患有慢性疾病但不影响生活质量（行动能力、经济负担能力和自觉心理状态均良好）	0.566（0.426~0.751）	<0.001
患有慢性疾病且对生活质量影响较大（行动能力、经济负担能力或自觉心理状态至少有一项欠佳）	2.231（1.199~4.153）	0.011
主动了解居住地养老政策		
否	1.000	
是	3.494（2.127~5.740）	<0.001
不关心	0.863（0.619~1.204）	0.386
对养儿防老观念的态度		
不同意	1.000	
同意	0.281（0.209~0.377）	<0.001
突发公共卫生事件对养老规划的影响		
无	1.000	
有	4.017（2.731~5.909）	<0.001

续表

因素	OR 值（95%CI）	P
子女情况		
多子女	1.000	
独生子女	1.512（0.946~2.415）	0.084

四　讨论

老年人的养老意愿是养老模式探讨的核心问题，其关键要素是居住方式的安排，而居住方式不仅反映了养老地点的选择（居家或养老机构），还体现了养老依靠的主体（亲属或社会），并且折射出老年人的生活满意度情况，因此成为了解老年人养老或照料需求的基础。本研究中多因素 Logistic 回归分析结果显示，相较于无慢性疾病的老年人，患有慢性疾病且对生活质量影响较大的老年人更倾向于选择机构养老，而患有慢性疾病但不影响生活质量的老年人选择机构养老的意愿最低，这可能与老年人随着年龄的增长，身体机能衰退，患病概率提高，健康水平也随之降低，需要更专业性的照护有关。

国内有研究结果表明，年龄越低、文化程度越高、目前有工作或退休的老年人选择以社区居家养老和机构养老为主的新型社会化养老的可能性越大，本研究中多因素 Logistic 回归分析结果与此一致，即珠三角地区常住老年人随着年龄的增长，以及文化程度的降低，选择机构养老的意愿更低；未退休的老年人选择机构养老的意愿相较于从未工作过的老年人更高，该结果可能与年龄越大的老年人传统的家庭养老观念越重，越倾向于家庭养老，而低龄和高学历的老年人对新型社会化养老的接受程度更高，更倾向于机构养老有关。

本研究结果显示，独生子女老年人中主动了解过居住地养老政策（18.1%）、愿意选择机构养老（72.0%）和愿意购买社会化养老服务项目（36.6%）的比例均显著高于多子女老年人（分别为10.0%、46.5%和17.8%）；但一方面，多子女老年人同意养儿防老观念的比例（72.7%）显著高于独生子女老年人（55.9%），上述结果与本研究中多因素 Logistic 回归分析结果相呼应，即主动了解过居住地养老政策的老年人更倾向于选择机构养老，而同意养儿防老观念的老年人选择机构养老的意愿更低。上述结果表明应在机构养老发展过程中注重政策的宣传和引导。此外，本研究结果显示分别有55.5%的多子女老年人和26.0%的独生子女老年人倾向于与儿子一起居住，而选择与女儿一起居住的老年人比例均未超过10%。有研究表明，受传统"家"文化的影响，生育有多子女的老年人基于其家庭养老需求更容易得到满足的考量，更倾向于家庭养老，而子女数量较少的老年人基于减轻子女照护负担和寻求更为稳定的生活照料及精神照料的考虑，更倾向于机构养老。但也有分析指出，子女尤其是儿子，仍是部分多子女老年人家庭养老的主要依靠，这表明尽管目前我国由于多种因素而导致家庭养老功能的弱化，但传统思想观念对老年人的养老意愿依然有较大的影响，老年人不愿意选择机构养老首要考虑的因素可能不是经济因素，而是生活习惯和思想观念问题。

本研究结果显示，分别有89.0%的独生子女老年人和82.1%的多子女老年人有养老保险，多因素 Logistic 回归分析结果显示有养老保险的老年人更倾向于选择机构养老。此外，独生子女老年人和多子女老年人的家庭月收入与支出情况反映出二者在经济状况方面无明显差异。同时，独生子女老年人中可承担的机构养老月均费用超过3000元的比例（16.9%）显著高于多子女老年人（10.3%），表明独生子女老年人相较于多子女老年人针对机构养老的支付能力更强。研究表明，个人及家庭的社会经济状况决定了老年人对机构养老等社会化养老服务的购买力，家庭经济状况好的老年人更可能在有照料需求时选择机构养老。

此外，本研究结果显示独生子女老年人中认为突发公共卫生事件对其养老规划有影响的比例（43.3%）显著高于多子女老年人（23.2%）。多因素 Logistic 回归分析结果显示，认为突发公共卫生事件对其养老规划有影响的老年人更倾向于选择机构养老，这进一步凸显了突发公共卫生事件对我国养老服务特别是机构养老的重要影响。

珠三角地区老年人认为目前我国主要的养老方式是家庭养老（81.9%）和机构养老（54.7%），显著高于对社区居家养老（38.9%）和医养结合养老（19.9%）的认知，表明现阶段我国老年人对家庭养老和机构养老的认知度较高。机构养老是应对我国快速人口老龄化的重要养老模式，特别是能够给予半失能、失能、失智的老年人相对专业的照料，为其提供健康促进、疾病护理、生活护理、心理慰藉、医养结合、人文关怀等专业服务，能够减轻子女的照护负担，降低整个社会的养老照护成本。随着我国家庭结构小型化和空巢化现象的日益增多，以及计划生育政策的调整和城镇化、工业化的推进，传统的养儿防老观念受到冲击，导致家庭养老功能减弱，养老负担势必逐渐向社会倾斜，老年群体对以社区居家养老和机构养老为主的新型社会化养老服务的需求也会逐渐增加。

本研究表明，珠三角地区老年人的年龄、文化程度、退休状况、养老保险、健康状况、对养老政策的了解、养老观念等因素与其机构养老意愿密切相关，而突发公共卫生事件则可能促使老年人转向更具专业性的机构养老。因此，在加强养老政策的宣传和引导的同时，应充分考虑我国未来可能面临的更为严峻的老龄化和高龄化，以及少子化对养老服务的冲击，并结合珠三角区域特点对机构养老的供给比例及与之相适应的养老资源配置进行科学的规划和适宜的调整，以推动机构养老的发展。

参考文献

谢琼：《老龄化背景下上海城乡居民基本养老保险政策执行研究》，硕士学位论文，华东师范大学，2022。

国务院第七次全国人口普查领导小组办公室编《中国人口普查年鉴（2020）》，中国统计出版社，2020。

梁彦、王广州、马陆亭：《人口变动与"十四五"教育规划编制思考》，《国家教育行政学院学报》2020年第9期。

何毅亭：《全国人民代表大会常务委员会专题调研组关于实施积极应对人口老龄化国家战略、推动老龄事业高质量发展情况的调研报告——2022年8月30日在第十三届全国人民代表大会常务委员会第三十六次会议上》，《中华人民共和国全国人民代表大会常务委员会公报》2022年第5期。

广东省统计局、广东省第七次全国人口普查领导小组办公室编《广东省人口普查年鉴2020》，中国统计出版社，2022。

沈娉、李洋、汪鑫：《珠三角地区人口年龄结构演变格局与规划应对》，《规划师》2022年第5期。

解韬、李昀东、张晶：《长三角、珠三角地区人口老龄化时空变迁比较研究》，

《人口与发展》2021 年第 4 期。

胡侬：《珠三角地区城市流动老人社会融合与心理健康现状及影响因素研究》，硕士学位论文，南方医科大学，2022。

冯园园：《人口老龄化对我国医疗卫生费用的影响研究》，博士学位论文，吉林大学，2022。

付佳平：《城镇失能老年人长期照护服务模式选择的影响因素研究》，硕士学位论文，吉林大学，2022。

周平梅、原新：《失能老年人长期照护服务模式及其主体探析》，《老龄科学研究》2019 年第 5 期。

Yanan Luo, Binbin Su, Xiaoying Zheng, "Trends and Challenges for Population and Health During Population Aging - China, 2015 - 2050," *China Cdc Weekly* 28 （2021）: 593 - 598.

张良文、方亚：《2020—2050 年我国城乡老年人失能规模及其照护成本的预测研究》，《中国卫生统计》2021 年第 1 期。

刘晓梅、成虹波、刘冰冰：《长期照护保险制度的脆弱性分析——日本的启示与我国的反思》，《社会保障研究》2019 年第 2 期。

赵杨：《北京市机构养老供给现状及环京布局》，《北京社会科学》2022 年第 9 期。

刘德山等：《山东省老年人失能与半失能预防与干预指南》，《齐鲁护理杂志》2023 年第 8 期。

苏淑文：《不同养老模式下老年人社会支持、孤独感和健康的关系研究》，博士学位论文，南方医科大学，2019。

邓彤博：《独生子女家庭老年人养老居住安排的影响因素研究》，硕士学位论文，暨南大学，2017。

孙鹃娟、沈定：《中国老年人口的养老意愿及其城乡差异——基于中国老年社会追踪调查数据的分析》，《人口与经济》2017 年第 2 期。

司明舒：《老年人医养结合机构模式选择与服务供需研究》，博士学位论文，山东大学，2019。

佘瑞芳：《我国医养结合养老模式的现状、问题及其对策研究》，硕士学位论文，南昌大学，2014。

彭丹丹：《健康老龄化、医养结合及其投资问题研究》，博士学位论文，中央财经大学，2019。

誉靖、杜雪平：《医养结合视角下对基层社区卫生服务机构举办养老机构模式的探索与研究——基于北京市西城区月坛社区卫生服务中心举办银龄老年公寓的案例分析》，《中国全科医学》2023 年第 19 期。

刘飞：《中国推进医疗卫生与养老服务结合》，"决策论坛——区域发展与公共政策研究学术研讨会"论文集（下），2016。

高爽、杨陆、彭涛：《国外医养结合养老模式研究进展》，《护理学杂志》2021 年第 3 期。

郭林：《香港养老服务的发展经验及其启示》，《探索》2013 年第 1 期。

张文欣：《供需视角下社区居家养老服务的问题研究》，硕士学位论文，长春工业大学，2022。

支瑶：《西安市社区居家养老设施规划设计研究》，硕士学位论文，西安建筑科技大学，2013。

温海红、王怡欢：《基于个体差异的"互联网＋"居家社区养老服务需求分析》，《社会保障研究》2019 年第 2 期。

许琳、赵明星：《城市居家养老服务可获得性评价体系——基于因子分析和层次分析法》，《西北大学学报》（哲学社会科学版）2017 年第 6 期。

侯冰：《城市老年人社区居家养老服务需求层次及其满足策略研究》，博士学位论文，华东师范大学，2018。

马朵朵：《社区居家养老服务可及性及其影响因素——基于两省五市调研数据的实证分析》，《社会保障研究》2023 年第 2 期。

陈瑞云等：《郑州市养老机构老年人关怀需求现状及影响因素研究》，《中华护理杂志》2017 年第 7 期。

任静婕等：《甘肃省养老机构老年人健康服务需求及影响因素分析》，《中国社会医学杂志》2020 年第 2 期。

朱虹玉等：《福州市养老机构老年人护理服务需求现状调查及影响因素分析》，《全科护理》2022 年第 22 期。

柳红娟：《山东省老年人养老模式选择意愿及影响因素分析》，硕士学位论文，山东大学，2019。

陕西省统计局、陕西省人民政府第七次全国人口普查领导小组办公室编《陕西省人口普查年鉴 2020》，中国统计出版社，2022。

广东卫生健康年鉴编辑委员会编《广东卫生健康年鉴 2021》，广东人民出版社，2021。

瞿小敏：《社会支持对老年人生活满意度的影响机制——基于躯体健康、心理健康的中介效应分析》，《人口学刊》2016 年第 2 期。

K. Sunzi, Y. Li, C. Lei et al., "How Do the Older Adults in Nursing Homes Live with Dignity? A Protocol for a Meta-synthesis of Qualitative Research," *Bmj Open* 13 (2023): e067223.

彭希哲、王雪辉：《家庭结构、个人禀赋与养老方式选择——基于队列视角的分析》，《人口学刊》2021 年第 1 期。

伍海霞、吴帆：《中国独生子女与多子女老年人养老意愿的比较分析》，《人口学刊》2022 年第 2 期。

于集轩、刘黎明、郑梦沂：《北京市机构养老资源与需求的适配性量化分析》，《数理统计与管理》2022 年第 6 期。

赵青：《老年失能、社会支持与养老居住意愿——基于中国老年健康影响因素跟踪调查数据的分析》，《人口与发展》2021 年第 6 期。

张国英、龚慧：《广东省人口老龄化与养老资源配置均衡性研究》，《南方人口》2022 年第 4 期。

《中国养老服务发展报告（2021 年）》，《艾瑞咨询系列研究报告》2021 年第 4 期。

"The World Health Organization Quality Social Science & Medicine of Life Assessment (WHOQOL): Position Paper from the World Health Organization," *Elsevier Bv* 41 (1995): 1403-1409.

X. Huang, H. Yang, H. Wang et al., "The Association between Physical Activity, Mental Status, and Social and Family Support with Five Major Non-Communicable Chronic Diseases among Elderly People: A Cross-Sectional Study of a Rural Population in Southern China," *International Journal of Environmental Research and Public Health* 12 (2015): 13209-13223.

E. J. Groessl, R. M. Kaplan, W. J. Rejeski et al., "Physical Activity and Performance Impact Long-term Quality of Life in Older Adults at Risk for Major Mobility Disability," *American Journal of Preventive Medicine* 56 (2019): 141-146.

D. Puciato, Z. Borysiuk, M. Rozpara, "Quality of Life and Physical Activity in an Older Working-age Population," Informa UK Limited: 1627-1634.

安琪：《我国老年人居住方式对健康的影响研究》，硕士学位论文，北京中医药大学，2020。

孙兆阳、戈艳霞、张博：《居家养老服务供给对老年人养老满意度影响研究——基于8省市调查数据的分析》，《中共中央党校（国家行政学院）学报》2021年第1期。

刘娅莉等：《空巢失能老人长期照料现状及影响因素——基于中国老年健康影响因素跟踪调查》，《中国老年学杂志》2019年第23期。

张虹、沈军、喻秀丽：《352名医养结合机构失能老人长期照护需求现状及影响因素分析》，《护理学报》2020年第21期。

高凯等：《社会支持对上海市不同年龄段老年人健康的影响》，《中国健康教育》2021年第2期。

柳红娟等：《山东省老年人养老意愿及影响因素分析》，《中国卫生统计》2019年第5期。

张良文等：《基于Andersen行为模型的厦门市老年人养老意愿及其影响因素研究》，《中国卫生统计》2017年第5期。

董潇杨等：《居民养老意愿现状及影响因素研究——以都江堰市为例》，《现代预防医学》2019年第21期。

王妍等：《京津冀城市老年人口机构养老意愿及影响因素分析》，《现代预防医学》2020年第9期。

吕雪枫、于长永、游欣蓓：《农村老年人的机构养老意愿及其影响因素分析——基于全国12个省份36个县1218位农村老年人的调查数据》，《中国农村观察》2018年第4期。

张文娟、魏蒙：《城市老年人的机构养老意愿及影响因素研究——以北京市西城区为例》，《人口与经济》2014年第6期。

王东博等：《浙江省养老机构老年人生活质量及智慧健康养老态度现状研究》，《中国卫生统计》2022年第6期。

李俏、马晶玉：《从血缘到地缘：农村代际互助拓展的可能与范式》，《江南大学学报》（人文社会科学版）2020年第6期。

汪露露等：《健康老龄化背景下社会代际关怀养老模式研究实践及启示》，《医学与社会》2023年第1期。

图书在版编目（CIP）数据

健康中国研究. 第二辑 / 王培刚主编. --北京：
社会科学文献出版社，2023.9
ISBN 978-7-5228-2101-6

Ⅰ.①健…　Ⅱ.①王…　Ⅲ.①医疗保健事业-中国-
研究　Ⅳ.①R199.2

中国国家版本馆 CIP 数据核字（2023）第 127232 号

健康中国研究（第二辑）

主　　编 / 王培刚
副 主 编 / 董夏杉　邱　珊
主　　办 / 武汉大学人口与健康研究中心

出 版 人 / 冀祥德
组稿编辑 / 任文武
责任编辑 / 郭　峰
文稿编辑 / 张　爽　李艳璐
责任印制 / 王京美

出　　版 / 社会科学文献出版社·城市和绿色发展分社（010）59367143
　　　　　 地址：北京市北三环中路甲 29 号院华龙大厦　邮编：100029
　　　　　 网址：www.ssap.com.cn
发　　行 / 社会科学文献出版社（010）59367028
印　　装 / 三河市东方印刷有限公司

规　　格 / 开　本：787mm×1092mm　1/16
　　　　　 印　张：15.75　字　数：242千字
版　　次 / 2023 年 9 月第 1 版　2023 年 9 月第 1 次印刷
书　　号 / ISBN 978-7-5228-2101-6
定　　价 / 98.00 元

读者服务电话：4008918866